# O corpo revela

Dados Internacionais de Catalogação na Publicação (CIP)
(Câmara Brasileira do Livro, SP, Brasil)

Kurtz, Ron.
O corpo revela : um guia para a leitura corporal / Ron Kurtz, Hector Prestera; [tradução de Maria Aparecida Barros Libanio]. - São Paulo: Summus, 1989. (Coleção Novas buscas em psicoterapia; vol. 36)
Bibliografia.
ISBN 978-85-323-0343-1

1. Comunicação não verbal (Psicologia) 2. Espírito e corpo - Terapia I. Prestera, Hector. II. Título.

89-1514

CDD-153.6
-615.851

Índices para catálogo sistemático:

1. Comunicação não verbal : Psicologia    153.6
2. Corpo e mente : Terapias mentais    615.851
3. Espírito e corpo : Terapias mentais    615.851

Compre em lugar de fotocopiar.
Cada real que você dá por um livro recompensa seus autores
e os convida a produzir mais sobre o tema;
incentiva seus editores a encomendar, traduzir e publicar
outras obras sobre o assunto;
e paga aos livreiros por estocar e levar até você livros
para a sua informação e o seu entretenimento.
Cada real que você dá pela fotocópia não autorizada de um livro
financia o crime
e ajuda a matar a produção intelectual de seu país.

# O corpo revela

## Um guia para a leitura corporal

### Ron Kurtz
### Hector Prestera

summus editorial

Do original em língua inglesa
*THE BODY REVEALS*
*What your body says about you*
Copyright© 1976, 1984 by Ron Kurtz and Hector Prestera
Direitos desta tradução adquiridos por Summus Editorial

Tradução: **Maria Aparecida Barros Libanio**
Revisão técnica: **Leonardo Libanio Christo**
Revisão: **Denise Maria Bolanho**
Capa: **Odile Maria Tresca**
Fotografias: **Frank Descisciolo**
Ilustrações: **Mick Brady e Lynda Braun**

**Summus Editorial**
Departamento editorial:
Rua Itapicuru, 613 – 7º andar
05006-000 – São Paulo – SP
Fone: (11) 3872-3322
Fax: (11) 3872-7476
http://www.summus.com.br
e-mail: summus@summus.com.br

Atendimento ao consumidor:
Summus Editorial
Fone: (11) 3865-9890

Vendas por atacado:
Fone: (11) 3873-8638
Fax: (11) 3873-7085
e-mail: vendas@summus.com.br

Impresso no Brasil

# NOVAS BUSCAS EM PSICOTERAPIA

Esta coleção tem como intuito colocar ao alcance do público interessado as novas formas de psicoterapia que vêm se desenvolvendo mais recentemente em outros continentes.

Tais desenvolvimentos têm suas origens, por um lado, na grande fertilidade que caracteriza o trabalho no campo da psicoterapia nas últimas décadas, e, por outro, na ampliação das solicitações a que está sujeito o psicólogo, por parte dos clientes que o procuram.

É cada vez maior o número de pessoas interessadas em ampliar suas possibilidades de experiência, em desenvolver novos sentidos para suas vidas, em aumentar sua capacidade de contato consigo mesmas, com os outros e com os acontecimentos.

Estas novas solicitações, ao lado das frustrações impostas pelas limitações do trabalho clínico tradicional, inspiram a busca de novas formas de atuar junto ao cliente.

Embora seja dedicada às novas gerações de psicólogos e psiquiatras em formação, e represente enriquecimento e atualização para os profissionais filiados a outras orientações em psicoterapia, esta coleção vem suprir o interesse crescente do público em geral pelas contribuições que este ramo da Psicologia tem a oferecer à vida do homem atual.

Este livro é dedicado aos nossos pais;
a Ida P. Rolf e Wilhelm Reich,
nossos mestres na carne e no espírito;
e ao Grande Mestre, cuja
paciência é verdadeiramente Infinita.

# ÍNDICE

| | |
|---|---|
| *Prefácio à Edição Brasileira* | 9 |
| *Palavra Inicial* | 11 |
| *Prefácio à Segunda Edição* | 13 |
| *Prefácio* | 14 |
| *Introdução* | 17 |
| 1. O que o Corpo Revela | 21 |
| 2. A Conversa | 33 |
| 3. Fundamentos | 37 |
| 4. Partes do Corpo | 61 |
| 5. Cinco Pessoas | 119 |
| 6. Os Autores Observam a si Mesmos | 125 |
| 7. O Perfil de seu Próprio Corpo | 141 |
| 8. Últimas Considerações | 151 |
| *Alguns livros e autores* | 161 |
| *Sobre os Autores* | 163 |

# PREFÁCIO À EDIÇÃO BRASILEIRA

*O Corpo Revela*, de Kurtz e Prestera, é uma obra importante no trabalho de terapia corporal. É um manual de simples e fácil assimilação. Mas sua importância maior reside na visualização de padrões corporais, o que nos aproxima da criança montando seu álbum de figurinhas.

Tendo Reich como base, consegue transmitir a essência e o desenvolvimento que a terapia corporal teve nas últimas duas décadas. Hoje esse espaço é indiscutível no universo psicoterapêutico.

Surpreendeu-me, há alguns anos, constatar que, no Instituto Esalen (EUA), era este livro que dava aos estudantes de Psicologia e leigos a convicção de que todo trabalho ali realizado tinha, como certeza, a integração corpo e espírito. A obra deixa isso bem claro. Não existe espírito sem seu invólucro corporal. Corpo e espírito são uma unidade, à qual os autores dedicam este trabalho de grande utilidade para compreender os novos rumos das técnicas psicoterápicas.

Recheado de exemplos, captamos com facilidade o que elas têm a nos ensinar. É claro que uma formação mais apurada se faz necessária àqueles que pretendam trabalhar com as técnicas aqui sugeridas.

Depois dessa tomada de consciência, não há como deixar de comparar Kurtz e Prestera aos garimpeiros que encontraram o veio rico.

Leonardo Libanio Christo
Psicoterapeuta

# PALAVRA INICIAL

Para uma compreensão da comunicação silenciosa entre corpos, recomendo este livro. Sem auxílio da vocalização ou sussurro, sem os sons da laringe, faringe, língua, lábios, dentes, estimulados por gases viajando acima de velocidades críticas, o corpo transmite mensagens àqueles treinados a recebê-las. Acima/abaixo/fonemas/palavras/frases/pronunciamentos, cada um de nossos corpos diz quem/o que/onde/como cada um dos residentes no corpo é/era/será.

Para mudar essas mensagens do corpo para uma correspondência mais íntima com aquilo que possamos vir a ser, mudamos o residente-no-corpo e o corpo. As mensagens então se transformam para corresponder à nova forma/substância do residente. Todas essas mudanças e suas mensagens correspondentes são lentas. Elas levam tempo, consciência e intenção.

Dois dos homens/mulheres decifrando essa "linguagem silenciosa" são Hector Prestera e Ron Kurtz. Hector é um médico incomparável. Ele e eu compartilhamos a vida por algum tempo no Instituto Esalen, Big Sur, Califórnia. Nós aprendemos e ensinamos reciprocamente e aos outros. Compartilhamos mudanças emocionantes em nós, em nossos corpos, nossas mentes, nossas afeições, nossas antipatias, nossas ligações, nossas aversões.

Passaram-se os anos e continuamos a manter contato, distantes, contudo ainda juntos em espírito. Seu domínio é o do explorador-curador; o meu, o do professor-explorador. Não obstante ultrapassamos o bastante em nossos domínios para permanecermos companheiros íntimos em nossa jornada através da existência.

Hector foi muitíssimo feliz em encontrar Ron Kurtz como companheiro de viagem ao mapear novas áreas de cura. Ron está pesquisando a cura, observando e utilizando a unidade do corpo, da mente e do espírito. Meu encontro com ele foi breve. Contudo, nele eu senti entusiasmo e abertura de espírito.

Ambos, Hector e Ron, viajaram muito além deste livro. A natureza primitiva e mecânica da publicação de livros sempre deixa os viajantes velozes bem na frente de onde estavam quando os escreveram. Atualmente eles continuam suas pesquisas de cura que não são ainda parte do currículo médico, embora através de esforços como os deles novas áreas se abrirão no treinamento de médicos.

John C. Lilly, M.D.

# PREFÁCIO À SEGUNDA EDIÇÃO

Para esta edição não mudamos praticamente coisa alguma. Acrescentamos e atualizamos a bibliografia e alteramos a capa. Isto é praticamente tudo. Sentimos intensamente que o livro e sua mensagem estão atualizados e completos. Nos nove anos, desde a primeira edição, ambos continuamos trabalhando e crescendo. Ron tem estado dando *workshops* nos EUA e Europa, ensinando e escrevendo sobre psicoterapia corporal, e fundou o Instituto Hakomi em Boulder para ensinar e promover seu trabalho. Hector continuou a desenvolver sua consciência da utilidade da medicina oriental (acupuntura em particular) em termos de integração da mente e do corpo. Ele vem trabalhando em um sistema de autoprogramação que apresentou em vários seminários sob o título de "Reprinting". Além da apresentação do seminário, está aguardando ansiosamente a publicação deste material, à medida que aprofunda sua experiência com esse processo.

É com imenso prazer que vemos este livro entrar em sua segunda edição. Obrigado a todos que cooperaram para isto.

Hector Prestera, M.D.
Monterey, Califórnia.
Ron Kurtz
Boulder, Colorado.

# PREFÁCIO

A abordagem da prática terapêutica vem mudando assustadoramente, afastando-se das abordagens puramente verbais das décadas anteriores em relação à *ação e realização*. Não mais cliente e terapeuta apenas conversarão. Desde que as novas abordagens são basicamente experimentais e dirigidas ao corpo, o futuro cada vez mais enfocará o corpo.

Escrevemos um livro que esperamos será uma introdução simples e útil ao que a estrutura, postura e fisionomia corporal revelam a respeito das pessoas. Para aqueles que podem ver e compreender, o corpo fala claramente, revelando o caráter e a maneira de a pessoa ser no mundo. Revela traumas passados e a personalidade atual, sentimentos expressos e sentimentos ocultos. O olho treinado vê isto e muito mais.

Embora muita informação sobre o que os corpos revelam esteja disponível, não é amplamente conhecida. E embora alguns usem este conhecimento intensamente, ele não é amplamente utilizado. Desta forma, é nossa intenção apresentar um esboço básico deste conhecimento, sem uma exposição prolongada. Queremos que seja útil quer para o leigo, quer para aqueles que clinicam. Esperamos principalmente enfatizar este aspecto: o corpo revela a pessoa; ele é a pessoa. E desejamos levar este conhecimento a um público mais amplo.

Nos capítulos deste livro, primeiro discutimos o que o corpo revela, o que pode ser aprendido sobre uma pessoa observando sua postura e estrutura corporal. Então abrangemos conceitos básicos tais como energia, gravidade, *grounding** etc., as bases teóricas e filosóficas da abordagem corporal. No capítulo "Partes do Corpo" mapeamos o corpo, parte por parte, dando informação detalhada da relação entre os aspectos físicos do corpo e as emoções e atitudes às quais elas correspondem. Em "Cinco Pessoas", observamos cinco indivíduos e damos pequenas descrições do que se pode deduzir de seus corpos. Isto demonstra a abordagem típica para a leitura das pessoas como um todo. Então olhamos nossos próprios corpos detalhadamente. Estudamos nossos corpos e os analisamos em uma longa transcrição com comentários.

Em seguida, apresentamos um capítulo que o leitor pode usar para descobrir o que seu próprio corpo revela, com instruções, ilustrações e tabelas. Finalmente, em "Últimas Considerações" discutimos algumas das principais abordagens para a terapia corporal, no que obtivemos uma boa ajuda de clínicos tais como Ilana Rubenfeld, Betty Fuller e Richard Wheeler, que discutem seu trabalho.

Todo autor aprecia a tarefa de dar crédito àqueles que possibilitaram sua compreensão e crescimento. São sem dúvida alguma em número demasiado para citá-los separadamente. Esperamos realizar em parte este agradável dever, mencionando alguns.

Devido à sua grande contribuição para o entendimento da parte representada pelo corpo em doenças emocionais e bem-estar, somos gratos ao trabalho pioneiro de Wilhelm Reich e Ida Rolf. Fritz Perls, Alexander Lowen, John Pierrakos, Moshe Feldenkrais, Judith Aston, Professor Jack Worsley, F. Mathias Alexander, Charlotte Selver, Will Shutz e Randolph Stone, também acrescentaram incomensuravelmente ao nosso conhecimento do corpo/mente. Por sua ajuda pessoal, gostaríamos de agradecer a John Lilly, John Pierrakos, Pat Terry, Rosemary Feitis, Dick Price, John Heider, o finado George Simon, Ron Robbins, Ken Lux, Philo Farnsworth III, Bill Solomon, Sam Pasiencier, que contribuíram para nossas discussões e ofereceram *insights* estimulantes; Ilana Rubenfeld, Betty Fuller e Rick Wheeler, que contribuíram para o capítulo das terapias centradas no corpo; nosso editor e bom amigo, Bob Silverstein, que zelou por dois principiantes e os guiou através de seu primeiro livro; Frank Descisciolo, que fez as fotografias e desenvolveu o processo que criou as silhuetas; Mick Brady

---

\* *Ground* quer dizer chão. *grounding,* ter base, enraizamento. *Grounded,* a pessoa ter base. Palavra muito usada em linguagem bionergética, designando o contato com o chão e a conscientização do corpo embasado.

e Lynda Braun, que fizeram as outras ilustrações; e toda a "turma" na vizinhança de nossas casas, Sharon, Tory, Derek, Susan, Rita, Lynda e Jennie, por seu interesse, apoio, paciência e sabedoria.

Por fim, gostaríamos de expressar nossa profunda gratidão aos nossos clientes, gente generosa e corajosa, que se ofereceram para as fotos deste livro.

A informação oferecida pode ser instrumento para promover uma compreensão mais profunda das pessoas e um contato mais íntimo entre elas.

Sinceramente esperamos que assim seja.

Hector Prestera, M.D.
Ron Kurtz

# INTRODUÇÃO

Em um dia ensolarado, há não muito tempo, tive o prazer de sentar-me com Ron Kurtz em um café ao ar livre numa rua movimentada de Boulder, no Colorado.

O sol havia trazido para fora uma multidão e a espécie humana estava em desfile. De nosso lugar estratégico, Ron me orientava através do significado interior daquele desfile, analisando os corpos à medida que passavam. Mestre neste jogo, mostrou-me naquele dia o que o corpo, verdadeiramente, revela.

O que o corpo revela — pelo menos quando observado por um conhecedor como Ron — são os meandros e as curvas da história pessoal: os segredos, traumas e triunfos de dias passados. Eles estão corporificados em ligamentos e músculos; expressos na postura. O corpo é a personalidade tornada manifesta e pode ser analisado com tanta segurança quanto a psique, por aqueles que sabem como fazê-lo.

Hector Prestera e Ron Kurtz são pioneiros em ler o que o corpo tem a dizer sobre a pessoa. Neste volume, agora clássico, eles nos oferecem um manual para decifrarmos as mensagens codificadas no corpo. À medida que cada vez mais terapeutas entendem que o corpo não mente — enquanto as palavras freqüentemente o fazem —, analisar o corpo está se tornando a nova estrada real para o inconsciente — e para todas as outras crenças, sentimentos e recordações que dão forma e organizam o comportamento. Este livro é um mapa excelente para seguir essa estrada.

Para aqueles que ainda são principiantes na leitura de corpos,

*O Corpo Revela* é ao mesmo tempo prazer e esclarecimento. Oferece ao leitor uma turnê pelo corpo: parte por parte e em termos de atitudes e sentimentos que correspondem à estrutura do corpo. Nós então entramos em contato com cinco pessoas e nos inteiramos das histórias que seus corpos contam sobre elas. Finalmente, aprendemos como aplicar a arte da leitura do corpo a nós mesmos. As silhuetas de corpos verdadeiros que ilustram cada ponto, tornam este guia sobremaneira prático.

Quando *O Corpo Revela* foi escrito pela primeira vez não havia nada do gênero. Tornou-se a Bíblia para um crescente número de terapeutas cujo convite aos clientes não era "diga o que quer que venha à sua mente", mas "erga-se e deixe-me dar uma olhada em você". Não há ainda, para todas as finalidades práticas, nenhum guia para o corpo que seja ao menos semelhante a *O Corpo Revela*. Situa-se como o livro pioneiro, a introdução essencial às terapias baseadas no corpo.

Uma vez que se reconheça o elo íntimo entre mente e corpo, a base racional para as terapias do corpo está clara. Nada que os músculos realizem é feito sem a orientação do sistema nervoso central; até os hábitos antigos de movimento e sustentação que moldam o corpo são organizados pelo cérebro. O corpo é a mente tornada manifesta. Trabalhar no corpo é examinar a mente.

O corpo, por sua vez, pode se tornar parte de um elaborado sistema de defesas que a psique cria para proteger-se das agruras da vida. O caráter é a armadura e o corpo é a primeira linha de defesa. No decorrer dos acontecimentos o hábito limita o movimento, diminui a flexibilidade, e por outro lado bloqueia e trunca a nossa experiência, o corpo nos protege contra a experiência plena da vida. As terapias do corpo são uma maneira direta de destruir aquela proteção; de nos abrirmos totalmente para a vida.

Prestera e Kurtz tomam essas considerações como um ponto de partida. *O Corpo Revela* detalha os laços entre a mente e o corpo de maneira a torná-los úteis para qualquer um que queira unir mente e corpo em um órgão coeso, um todo.

Daniel Goleman, Ph.D.
Senior Editor, *Psychology Today*

# O CORPO REVELA

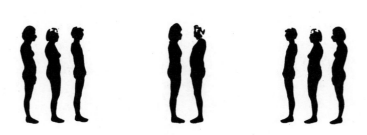

# 1

# O QUE
# O CORPO REVELA

O corpo não mente. Seu tom, cor, postura, proporções, movimentos, tensões e vitalidade expressam o interior da pessoa. Esses sinais são uma linguagem clara para aqueles que aprenderam a lê-los. O corpo conta coisas sobre nossa história emocional e nossos mais profundos sentimentos, nosso caráter e nossa personalidade. O caminho oscilante e inconseqüente de um bêbado e o andar leve e gracioso de um bailarino falam tanto do seu movimento através da existência quanto de seu progresso pelo espaço.

É freqüentemente fácil reconhecer uma pessoa pela maneira de andar, mesmo a distância. Ao fazê-lo, usamos as mesmas pistas que nos falam de seu estilo de vida. Uma cabeça pendente, ombros caídos, um tórax afundado e um andar lento e pesado refletem sentimentos de fraqueza e derrota, ao passo que uma cabeça ereta, ombros retos e soltos, um tórax respirando plena e naturalmente e um andar leve revelam-nos energia e autoconfiança. Tais padrões físicos tornam-se fixos com o tempo, produzindo crescimento e estrutura corporal e caracterizando não apenas o momento, mas a pessoa. Mais do que uma simples desilusão do momento presente, a postura esmagada de desesperança poderia estar apontando para uma vida inteira de infindável frustração e amargo fracasso.

Padrões musculares fixos no corpo são de máxima importância para a maneira de uma pessoa ser no mundo. Eles se formam em resposta à família e ao primeiro meio ambiente. Uma criança pode ser tratada de várias maneiras diferentes pelos pais. Se a atitude geral em relação a ela resulta em sensações dolorosas, tal como a de abandono: "Vá-se embora! Não a queremos"; ou em depreciações: "Você nunca faz nada certo", então a criança desenvolve uma reação e um

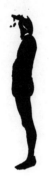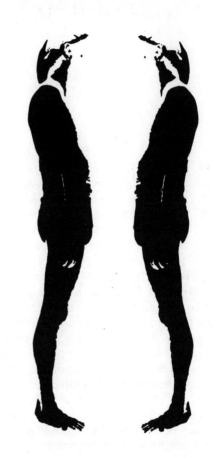

temperamento característicos. Poderia ser um estado de amargura e uma reação do tipo "Eu não preciso de ninguém" ou "Eu lhes mostrarei". Qualquer que seja o sentimento, é também expresso fisicamente e se torna uma maneira de conduzir-se, um padrão muscular fixo e uma atitude definida em relação à vida, que provavelmente persistirão se nada for feito para mudá-los.

Estas atitudes e padrões musculares fixos refletem-se, intensificam-se e sustentam-se mutuamente. É como se o corpo visualizasse o que a mente acredita e o coração sente e, então, se adaptasse de forma harmoniosa. Isso dá origem a uma maneira de conduzir-se, como o orgulho pode inflar o peito ou o medo contrair os ombros. O padrão muscular por sua vez sustenta a atitude, como, por exemplo, o andar relaxado, que torna cada ação mais difícil e, por conseguinte, faz com que a própria vida pareça mais opressiva.

Os sentimentos da mãe pelo filho e suas reações às necessidades físicas ou emocionais deste são os mais importantes determinantes de padrões fixos. Uma mãe que responde a essas necessidades com amor e compreensão ajuda a criança a sentir segurança, satisfação e prazer. Esses bons sentimentos promovem um crescimento saudável e sem tropeços e são uma forma de nutrição tão importante quanto o próprio alimento. A falta deste alimento é deformadora. Tanto quanto outra coisa qualquer, é esta deformação que o corpo revela.

De uma forma ideal, o corpo é capaz de permitir o livre fluir de qualquer sentimento. É eficiente e gracioso em seus movimentos, consciente e receptivo a necessidades reais. Esse corpo possui olhos brilhantes, respira livremente, tem pele macia e um tônus muscular elástico. É bem proporcionado e os vários segmentos coordenam-se reciprocamente. O pescoço é flexível e a cabeça se movimenta com facilidade. A pélvis balança livremente. O corpo inteiro é desenhado eficientemente no que diz respeito à gravidade; isto é, em uma posição ereta, não há nenhuma luta contra a atração para baixo exercida pela ação da gravidade. O prazer e o bem-estar são os sentimentos característicos. Uma pessoa com tal corpo é emocionalmente flexível e seus sentimentos são espontâneos.

Os diversos padrões musculares fixos são desvios deste ideal. Eles restringem severamente nossas opções. Um padrão baseado na desesperança destrói a ambição. Um padrão baseado no temor mina a confiança e elimina as oportunidades para um contato íntimo e afetivo. Cada padrão muscular está associado a um determinado sentimento subjacente; dessa forma, o número de padrões básicos é até certo ponto limitado. Não há limite, contudo, para as nuanças e sutilezas de suas combinações. Esses sentimentos subjacentes e suas interações com as forças do crescimento produzem uma variedade infinita de personalidades. Pode ser mais correto falarmos de tendências e proporções do que tentarmos rotular as pessoas como um tipo ou outro. Contudo, o corpo de cada indivíduo *fala* mais ou menos claramente dos padrões que possui.

Para observar esses padrões e ler as mensagens que eles contêm é necessário estarmos dispostos a aceitar o que quer que esteja lá. Não é apenas uma questão de ver com os olhos; é mais um sentir com o coração. É um sutil captar de energias e vibrações não explicáveis com facilidade. Até o ponto em que somos abertos, sem medo e conscientemente deixamos que outros indivíduos atuem sobre nós, é até onde vemos seus padrões, captamos suas energias, sentimos sua dor, e os conhecemos. Assim, o que o corpo revela encontra-se tanto dentro de nós como dentro de alguém que estejamos tentando conhecer.

Em tudo isso existe uma espécie de unidade, que resulta do fato de que tudo sobre uma pessoa origina-se no âmago de seu ser. O corpo de uma pessoa, seu comportamento, sua personalidade, a maneira como ela se movimenta, a respeito do que fala, suas atitudes, sonhos, percepções, posturas, são partes de um todo unitário. Todas são expressões de seu íntimo. São inter-relacionadas; você não pode modificar uma sem influenciar as outras. Embora às vezes possam parecer independentes, um tema definido percorre todas elas.

Para se usar um exemplo extremo, o esquizofrênico é uma pessoa fragmentada. Seu discurso é fragmentado; seus movimentos são desajeitados e descoordenados, suas ações são impulsivas e muito freqüentemente incompletas; seu corpo é tenso em um lugar e flácido em outros, sua respiração é bastante ineficiente; sua vida e sonhos são cheios de imagens dispersas. Freqüentemente se sente irreal, como se fosse uma outra pessoa observando suas próprias ações, como se não estivesse em seu próprio corpo. Parece distante, separado daqueles que o rodeiam e fora de contato com realidades simples e físicas. Tem os olhos vagos de um homem preocupado e na realidade o é. Ele é dividido em todos os níveis. Este fato — de que tudo ao seu redor está em pedaços — é seu tema unitário. Seu âmago luta desesperadamente contra a desintegração e de uma forma igualmente desesperada tenta reunir seus pedaços. O pavor de ser destroçado por forças que lhe são por demais poderosas para enfrentar destrói a possibilidade de esforços harmoniosos e coordenados. Ele está navegando em um furacão e demonstra sua luta aterradora em cada aspecto de seu ser. Ele possui aquele tipo de unidade, assim como todos nós.

Para aqueles que preservaram ou recuperaram sua integridade, o impulso e a expressão fluem facilmente, sem a luta e o esforço que caracterizam as pessoas perturbadas. Esse fluxo e essa integridade são interrompidos, por exemplo, naqueles que sentem raiva mas nunca a

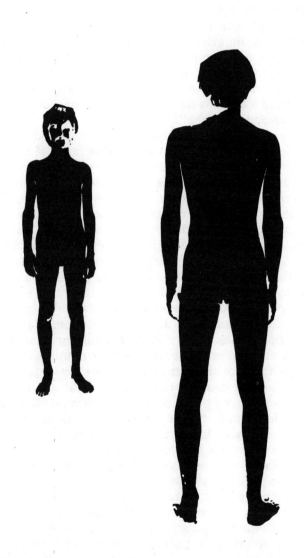

demonstram, ou naqueles que não podem sentir atração sexual e amor pela mesma pessoa. Nestas pessoas o fluxo de energia no corpo é interrompido. (As rupturas nas curvas normalmente harmoniosas de seus corpos são uma indicação.)

Supomos que tal ruptura começa cedo na vida. Eis aqui um exemplo de nosso amigo Sam Pasiencier:

"Eu estava em um avião. Havia um jovem casal com um bebê, sentados do lado oposto a mim. O bebê possuía aqueles olhos infantis incrivelmente arregalados, que procuravam olhar tudo ao redor. Toda vez que ele tentava alcançar um objeto ou outro, a mãe segurava o seu bracinho e o punha de volta. Assim, de imediato ela estava destruindo a unidade do bebê".

Se a mãe continuasse a fazer aquilo, várias coisas poderiam acontecer. A criança poderia recuar derrotada. Mais tarde, já um adulto, seus braços pendem, inertes, de ombros caídos e estreitos. Ele não tenta enfrentar a vida. Espera que as coisas venham até ele. Ou talvez a criança lute e aprenda a obter o que quer, sendo voluntariosa. Seu maxilar projeta-se e seu corpo torna-se muscular e enérgico. As coisas que lhe são suavemente concedidas a deixam perplexa. De uma maneira ou outra o fluxo da curiosidade e ação foi destruído. A espontaneidade, que precisa das mais amplas bases de possibilidades acessíveis, foi perdida. Os sentimentos de derrota ou conquista passaram a dominar.

Todo o nosso sistema de vida decorre de tal interação entre a mãe e a criança. E em cada caso o corpo é um claro reflexo dessa evolução.

Quando a integridade inata do corpo é interrompida, nós estamos banindo da consciência os impulsos que surgem em nossos ventres, órgãos genitais, corações, braços, pernas e outras partes do corpo. Estamos evitando os sentimentos associados a essas partes: raiva e tentativa de alcançar com os braços, sexualidade nos órgãos genitais, amor no coração, e as sensações de saciedade ou vazio no estômago. Nós os bloqueamos criando tensões naquelas áreas, usando nossos músculos para erguer barreiras contra o fluxo dos sentimentos. Ao agir assim, nós atenuamos qualquer sentimento. Estamos sem orientação interna, fora do contato com o âmago; a vida torna-se vazia de significado e cheia de confusão.

Os temores nos privam dessa ligação com o nosso ser mais profundo; temores centrais e importantes, tais como a morte, a dor e a solidão. A trágica ironia é que ao fugir deles, damos-lhes energia. Ao fugir da morte, morremos um pouco. Nós eliminamos o medo e, com ele, todos os nossos sentimentos. Criamos um pseudo *self*, com pseudo-sentimentos. Para evitar sermos excluídos nos tornamos algo que não somos; e assim nós mesmos nos excluímos. Constantemente evitamos o que é irracional, inexplicável ou injustificável, e dessa forma perde-

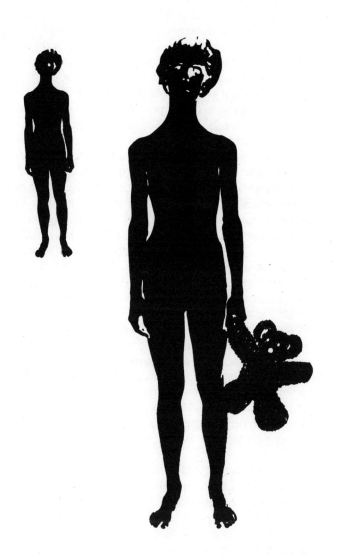

mos contato com aquelas coisas que simplemente *existem*, a verdadeira essência do nosso ser.

A criança nasce com a capacidade de ser uma pessoa completa e integrada. Facultados o amor, a compreensão e o apoio necessário para enfrentar as exigências do crescimento, a plenitude de vida é uma possibilidade para todo bebê normal e saudável. Mas é uma frágil possibilidade. A criança é facilmente subjugada. Tratamento grosseiro ou brutal — ameaças, castigos e exigências que negam suas necessidades, impulsos e percepção da verdade — rapidamente destroem sua espontaneidade inata. Para enfrentar essas forças, a criança cria tensões para bloquear seu medo e dor, e para amortecer os impulsos que a levam a esses sentimentos. Sob tensão, a sensibilidade diminui. Com suas necessidades não atendidas, a criança compensa e busca caminhos indiretos para a satisfação. Seu progresso em direção à idade adulta se torna uma colcha de retalhos de representações e jogos.

Em uma pessoa aberta e saudável o sentimento flui facilmente e se transforma em expressão. Um intenso sentimento de tristeza espontaneamente se transforma em uma mandíbula trêmula, lágrima e choro. Em uma pessoa com bloqueios emocionais, a tensão muscular crônica interrompe esse fluxo. Por exemplo, ao bloquearmos a expressão de tristeza, nós enrijecemos a mandíbula, o tórax, o estômago, o diafragma e alguns músculos da garganta e do rosto — todas as áreas que se movem espontaneamente quando é permitido ao sentimento sua válvula de escape natural. Se a tristeza for intensa e duradoura e o bloqueio continuar, a tensão se transformará em hábito e a capacidade de expressar-se ficará tolhida. Com o desenvolvimento do hábito, a consciência atenua-se. O sentimento em si mesmo pode escapar ao consciente e as situações que lhe deram origem podem ser evitadas. É a esse hábito e à falta de consciência que estamos chamando de bloqueio.

Um indivíduo pode ter vários bloqueios de gravidade variável. Estes bloqueios, tanto quanto qualquer outro fator, dão a ele personalidade e caráter peculiares, e nos informam que ele é e como chegou a esse estado.

O padrão das tensões musculares nos bloqueios afeta o movimento, a postura, o crescimento e, conseqüentemente, a estrutura. Alterações ocorrem no tom da pele e temperatura. Os bloqueios impedem o fluxo normal de energia no corpo. Eles impedem não apenas a energia química ou mecânica, mas aquela força vital especial que dá significado às demais. Crenças, percepções e necessidades são os verdadeiros energizantes da ação humana. Esse tipo de energia, esse fluxo constante de sentimento e metas são interrompidos por bloqueios.

Essa energia é experimentada no corpo como um fluxo, e é tratada diretamente em terapias corporais. O terapeuta a deduz, procura por ela e fala a seu respeito. Se uma pessoa possui uma longa história de energia sendo retirada de uma parte de seu corpo, essa parte se desenvolverá menos. Pode ser fria ao toque e provavelmente terá menos cor. Essa energia pode se mover muito rapidamente, por exemplo, dando aos olhos uma centelha ou um brilho ao rosto. Também pode mover-se para dentro em direção ao âmago, deixando o exterior frio, como em choque, ou retraído. A energia biológica pode percorrer o corpo livremente ou ser bloqueada no corpo e não ser sentida de forma alguma. Ou pode ser bloqueada em certas áreas e fluir em outras. Exemplificando: com excesso de fluxo de energia na cabeça, você vai ter uma grande quantidade de pensamentos, ou se for realmente excessiva você pode produzir graus de excitação mental que levam à psicose.

O processo de desfazer bloqueios envolve trabalho árduo e às vezes doloroso e persistente. A natureza insidiosa e entrelaçada de ati-

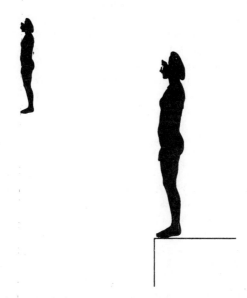

tudes medrosas, tensões musculares habituais, sentimentos bloqueados à percepção restringida tornam qualquer mudança não só difícil como delicada. Contudo, uma vez que o processo de transformação esteja iniciado, a quantidade de movimentação na direção do crescimento pode aumentar até o ponto em que esforços que uma vez pareciam impossíveis se tornam automáticos, e as ações antes temerárias são realizadas com facilidade. Para a maioria das pessoas atingidas com problemas, há uma saída se elas desejarem tomá-la. Coragem, fé, trabalho intenso, conselho sábio e verdade são essenciais.

O trabalho realizado deve ativar transformações nos níveis físico, emocional e mental, uma vez que cada nível afeta aos demais. Sentimo-nos melhores quando estamos fisicamente saudáveis, assim como temos melhor chance de permanecermos fisicamente saudáveis se estivermos emocionalmente satisfeitos. O trabalho físico ao desfazer bloqueios pode envolver exercícios sistemáticos como ioga ou bioenergética, uma dieta adequada, intervenção ativa como *rolfing*, massagem, quiroprática, exercícios para aumentar a consciência e mudar hábitos de postura e movimento, como os modelos de Judith Aston, o trabalho de Feldenkrais ou a técnica de Alexander. Este trabalho é básico. Ele desenvolve a capacidade de lidar com mudanças emocionais e libertar a energia necessária para realizá-las.

A transformação profunda é muito mais do que encontrar um papel ou jogos melhores. É uma expansão real do *self*, a remoção de limites auto-impostos — restrições baseadas em temores irracionais e fracassos da infância. Esses temores devem ser contatados e reexperimentados. As atitudes às quais eles dão vida devem ser trazidas à consciência, então examinadas e o processo inteiro esclarecido através de autodescoberta perseverante. Uma nova base deve ser construída sobre a vitalidade física, atitudes realistas, satisfação emocional e a aceitação da vida. Ao buscarmos crescimento, ao penetrarmos cada vez mais profundamente em nossos sentimentos, ao procurarmos dentro de nós mesmos a fonte e o significado de nossas vidas, nós podemos somente vir a encontrar um infindável reservatório espiritual — inefável, misterioso, e não obstante a base mais segura e verdadeira de nossa existência.

É prudente lembrar que os padrões de uma pessoa sempre contêm dor e medo. Eles são profundos e personificações de muito sofrimento. Fazem-se necessárias habilidade e compaixão, caso se deseje fazer contato com eles e ajudar a dissipá-los. Leva-se tempo nessa realização, eles não cedem facilmente. A imposição não funciona, mas a ternura, o respeito, a compreensão carinhosa e o empenho em ser sincero freqüentemente serão o bastante. A força e a coragem são necessárias para libertar-se, pois, basicamente, esses padrões são grilhões que aprisionam o espírito humano. Amarram-nos à nossa autopreocupação e dolorosamente nos isolam uns dos outros. É primeiramente observando-os e depois compreendendo-os que podemos da melhor maneira começar a libertar uns aos outros de seu domínio.

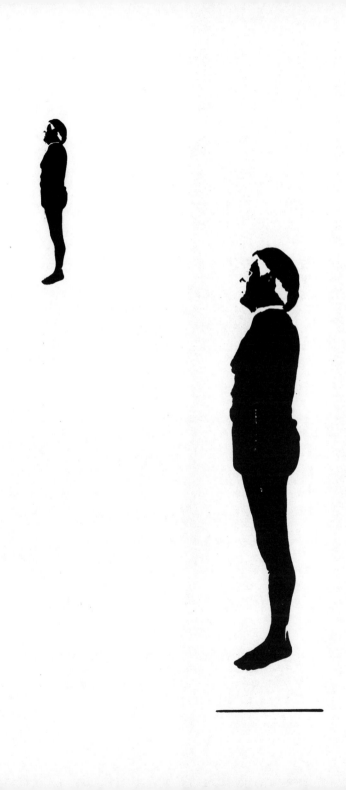

# 2

# A CONVERSA

Esta é uma reprodução de uma parte da longa conversa que tivemos durante a redação do antepenúltimo capítulo deste livro, "Os Autores Observam a si Mesmos". Nós a incluímos aqui para dar ao leitor o sabor das idéias dos terapeutas corporais. Nosso amigo Sam Pasiencier é a terceira pessoa.

Sam: Expressão funcional, eu tenho uma imagem disto. Vejo uma criança andando até o armário, sentindo fome, apanhando algo e comendo. Isto é direto. É uma expressão imediata das necessidades orgânicas. Envolve o corpo todo, pernas, braços, olhos, a sensação de fome no estômago, e assim por diante. Você também pode observar uma criança que não está com fome, que quer a atenção de sua mãe. Ela age como se estivesse com fome e até pode crer que esteja com fome. Dirige-se à sua mãe. Não vai ao pote de biscoitos. Ela diz: "Estou com fome. Quero isto ou aquilo". Há um desvio nisso. Não é uma expressão direta e funcional da necessidade. É como coçar no lugar errado. O seu olho esquerdo comicha e você coça o direito.

Hector: Dessa forma, funcional é aquilo que atende às suas necessidades orgânicas reais, ao passo que disfuncional seriam aqueles comportamentos que atendem às necessidades substitutas. Interessante.

Ron: E a estrutura corporal refletirá aquele comportamento disfuncional. Vocês podem observar que, anos mais tarde, uma pessoa com essa coisa de atenção pode engordar muito comendo, quando o que ela na realidade quer é contato humano.

Hector: Isso parece ser nossa premissa fundamental, que o corpo reflete sentimentos, atitudes, percepções do mundo e a nós mesmos.

S: E o faz através de sua função. Vocês podem ver o corpo como uma estalactite em uma caverna — a história da função total do organismo.

H: A estrutura e a função em conexão. O que é funcional se atende às necessidades reais do organismo. O jogo, denominado jogo neurótico, é funcional de outra maneira. É uma tentativa de satisfazer necessidades substitutas.

R: Em geral é malsucedido.

S: Está condenado ao fracasso, porque a pessoa não conhece os seus motivos reais.

H: Repetindo, a coisa disfuncional mantém a pessoa dividida.

S: E você está sempre sob tensão porque a necessidade real não é jamais satisfeita.

R: Certo. O jogo destina-se a fornecer satisfação, satisfação do ego, não satisfação orgânica. Por exemplo, fazer sexo para provar sua potência. Poderia provar isto, mas poderia também deixar de fornecer qualquer satisfação sexual real.

S: É isso aí. Não traz qualquer satisfação para as necessidades orgânicas verdadeiras. A tensão persiste.

H: Assim, o jogo é disfuncional. Reforça a divisão.

S: Isso é o que enlouquece as outras pessoas. Se você estiver em um relacionamento com um "jogador", não há jeito algum de torná-los felizes, eles não estão expressando suas necessidades reais, e o enlouquecerão.

H: Portanto, nossa premissa é que o jogo constante produz mudanças no jogo do corpo que são visíveis e são pistas, uma vez que você tenha conhecimentos dessa linguagem.

R: Um exemplo simples é travar a raiva nos ombros a fim de evitar a perda de contato com as pessoas.

S: Se vocês quiserem podem usar tudo como se fosse um martelo. Mas, seja qual for o objeto, se não for um martelo, você é capaz de forçá-lo, usando-o como tal. Você pode usar a ferramenta errada para realizar um trabalho, mas você confunde a ferramenta e muda sua forma no processo.

R: Sim, o andar pode ser seriamente dificultado ou deformado quando o corpo também está sendo usado para bloquear sentimentos sexuais ao mesmo tempo. A estrutura se altera sob o impacto daquele tipo de bloqueio. Alguns músculos que deveriam estar ajudando no andar param e os outros têm que assumir seu lugar. Quando isso se torna um hábito a estrutura se deforma. Ou digamos que uma criança tem um impulso de buscar sua mãe e recebe um olhar rancoroso. Agora ela também tem o impulso de encolher-se de medo. A criança não pode viver com esses dois impulsos. O resultado é o conflito.

H: E a reação do corpo a este conflito é bloquear um dos sentimentos envolvidos, neste caso, o medo ou a ansiedade. Pode bloquear o medo erguendo os ombros e apertando a garganta. Isso suprime o medo, congelando-o em um grito parcial, uma reação não completada que mantém o medo e mesmo a percepção da raiva materna fora da consciência. Isso permite que o desejo pela mãe venha a completar-se numa busca contínua. A criança poderia assim facilmente ter bloqueado a ansiedade enfraquecendo os braços, a barriga e os ombros. As soluções psicológicas e físicas são como sombras umas das outras.

R: Os eventos psicológicos não podem ser separados da reação do corpo.

H: Dessa forma, um freudiano vai encarar isso a nível psíquico. Ele tentará elaborar os mecanismos psíquicos e descondicionar a pessoa dessa maneira. Ele vê a neurose dessa forma. Ele ouve o que a pessoa está dizendo. Nós vemos a neurose ao observarmos a pessoa.

R: Bem, desde que haja unidade, você pode observar qualquer coisa sobre a pessoa e ter alguma chance de captá-la.

H: Mas aqui, em termos de nossa tarefa, é a estrutura física. A estrutura física demonstra os mecanismos de compensação que procuram alcançar a melhor capacidade funcional. Porque são todos eles tentativas de realizar o melhor possível.

S: Isso nos conduz a algo sobre a consciência, também porque, a fim de bloqueá-la, você tem de interromper a sensação na área. Por algum tempo, eu imagino, a criança sente que está bloqueando. Mas depois até esquece que está bloqueando e chega à repressão, e elimina sua percepção de toda a área. Torna-se indiferente, e o bloqueio, eu penso, torna-se contínuo.

H: Dessa forma estamos dizendo que os bloqueios que aparecem no corpo, no corpo físico, são freqüentemente reprimidos; não estão na percepção, não estão no consciente. A pessoa segue com seus ombros tensos e não é consciente disso.

R: Se você lhe pede para relaxar, os ombros permanecem tensos.

H: Você chama sua atenção sobre o fato e ela diz: "Bem, nunca havia observado isso antes. O que é isso?". E, contudo, ela não consegue deixá-los ao natural.

R: Para qualquer pessoa, seu corpo é uma solução para seus próprios conflitos e ninguém pode tirar-lhe isso. Até que ela esteja realmente preparada para a mudança, vai perseverar nisso durante sua vida.

# 3

## FUNDAMENTOS

> *"Man is an animal who is split halfway up the middle and walks on the split end."** *
>
> Ogden Nash

"Energia e gravidade" são dois termos fundamentais na física moderna. São irredutíveis, conhecidas e inexplicáveis até hoje por quaisquer conceitos mais básicos. Nós nos voltamos para esses termos para um começo. Paralelamente, discutimos alguns outros, tais como *grounding*, "âmago" e "extrínsecos", a fim de dar raízes às idéias apresentadas ao longo deste livro.

O homem é um animal ereto. Vive em constante intimidade com a força da gravidade e as inúmeras variações da energia. Sua relação com essas forças é a mais fundamental de sua existência. Sua habilidade para contatar as realidades físicas, emocionais e espirituais e os meios pelos quais o realiza estão no âmago de qualquer sistema com o qual tente compreender a si próprio.

### ENERGIA
> *"The land is a mother that never dies."***
>
> Ditado Maori

Nossos organismos interagem com diversas energias. À parte a energia solar e a energia dos alimentos que comemos, existem as correntes eletromagnéticas ao redor da Terra até os pólos, a atração da gravidade para o centro, a rotação dos planetas em sua órbita ao redor do Sol, a atração da Lua assim como a dos planetas.

---

\* "O homem é um animal parcialmente dividido ao meio e caminha sobre a extremidade dividida." (N.T.)
\*\* "A terra é uma mãe que nunca morre." (N.T.)

É bem conhecido o fato de que os animais dormem e caçam de acordo com essas ondas de energia. Os peixes nos mares alimentam-se ao ritmo das marés. Essas mesmas forças influenciam nossas vidas a cada momento. Interagimos com essas forças através de nossa pele, que é sensível ao toque, densidade, vibração, calor e frio. Nossos olhos vêem a luz, nossos ouvidos ouvem o som, nossos narizes sentem cheiro e nossas línguas provam. Um mecanismo em nosso ouvido interno constantemente percebe nossa relação com a gravidade.

Estas são energias conhecidas por nós através de nossos sentidos ou descritas por nosso equipamento científico contemporâneo. Algumas outras energias — podemos denominá-las energias sutis — têm sido descritas ao longo da história do homem. Wilhelm Reich declarou que podia acumular uma energia especial e vital em uma máquina chamada acumulador de orgônio. As grandes pirâmides do Egito podem ter exercido uma função semelhante. Místicos do mundo todo vêm trabalhando para se tornarem receptivos a estas energias conhecidas por várias denominações: prana* e energia cósmica são apenas duas entre outras. A percepção desses fenômenos como uma experiência praticável está sendo descrita por um maior número de pessoas.** Quando somos capazes de nos alinhar física e emocionalmente, abrimos um canal para receber esta energia e, ao fazê-lo, somos estimulados em um nível que quase não pode ser comparado com a percepção comum. Esta percepção aguçada não é simplesmente intelectual, envolve nossos próprios tecidos.

Para experimentar tais estados devemos ser capazes de permitir a mudança. Uma certa quantidade de fluidez é necessária. Os iogues do Oriente descrevem experiências nas quais a energia dá a sensação de um líquido tépido que sobe pela coluna espinal, enchendo o cérebro e permitindo ao consciente expandir-se de um limitado "eu" para uma percepção direta das mais profundas verdades espirituais. "Correntes energéticas" são também relatadas pelas pessoas na terapia reichiana e bioenergética, meditação transcendental e outros caminhos terapêuticos e religiosos. Essa corrente quente e fluida pode ser contrastada com a falta de liberdade, emocional e fisicamente, que é com maior freqüência descrita como uma falta de movimento: estar perplexo, tolhido, bloqueado, reprimido, preso; de um modo geral, estase.

Quando a energia que está disponível para dar vida e vitalidade a uma pessoa não flui, a estase resulta em obstrução (excesso de atividade desordenada), no sistema nervoso central. Essa obstrução é manifestada como "diálogo interior" na mente. A musculatura reage re-

---

\* Prana refere-se à sutil energia impregnada no ar que respiramos, a qual os iogues do Oriente tentam absorver dentro do corpo por várias técnicas físicas e meditativas, tais como hata-ioga e ioga Kundalini.

\*\* Veja *The Evolutionary Energy of the Kundalini*, Gopi Krishna. The Shambhala Press.

tendo ou bloqueando o fluxo. Quanto mais diálogo interior tivermos, menos *input*\* externo nosso mecanismo nervoso estará apto a receber e a atuar sobre ele. Este diálogo interior é repetitivo e habitual como em uma fita gravada.\*\* Os mesmos temas, atitudes, problemas e soluções aparecem repetidamente. Em face dessa repetição parecemos desamparados. Esses hábitos de pensamento e sensação profundamente enraizados foram produzidos por experiências repetidas de vida freqüentemente originadas em nossos primeiros anos. Como nossos hábitos mais intensos, eles tendem a dominar nosso comportamento e governar nossas reações imediatas a quase todas as situações. Exemplificando: se nossos pais nos tivessem criado usando de uma mensagem onde se mesclassem amor e ódio, deixando-nos indecisos e inseguros, então mais tarde, com o passar do tempo, nossas relações interpessoais mais profundas certamente incluiriam essa incerteza. Não estando certos de sermos amados, continuamos perguntando: "Você me ama? Você me ama? Você me ama?", quer diretamente, quer através de nossas ações. Com o nosso mecanismo nervoso continuamente preso nessa luta, ficamos incapacitados de perceber outras energias mais nutridoras ou de nos libertarmos da dúvida.

Essa incerteza será inevitavelmente traduzida em uma manifestação no corpo. Cada gesto do indivíduo será uma manifestação procurando validade. Seus olhos buscarão aprovação. Ele se dirigirá a você tentativamente. Na realidade, o corpo não tem opção. Ele exibe a dinâmica total do indivíduo. O circuito do sistema nervoso, quando assim organizado, restringe e contém as opções disponíveis para reação. Até nesse ponto estamos programados. Em escolas esotéricas, isto é freqüentemente mencionado como uma cristalização da personalidade.

Outros mecanismos que produzem diálogo interior são estados dolorosos, esgotamento e intensa fadiga. Todos nós somos conscientes de como uma dor de cabeça ou uma dor de dente latejante elimina toda sensação, exceto ela própria. Em um nível mais sutil, uma dor crônica não intensa, tal como uma dor no pescoço ou uma simples dor nas costas, pode enviar impulsos constantes ao sistema nervoso, que ao ocupar espaço e tempo limita o número de outros eventos (externos e internos) que podem ser processados. O esgotamento é um estado em que ocorreu tanto *input* externo que as energias do corpo estão de certa forma envolvidas nos tecidos. Elas simplesmente receberam demais. Necessitam de tempo para acomodar-se e gradativamente descarregar. Aqui, novamente, nosso sistema nervoso está com-

---

\* Entrada de energia.
\*\* Tal diálogo interior pode ser contatado, deitando-se calmamente e simplesmente "ouvindo" a atividade da mente. Para a maioria de nós, um circo perfeito de pensamentos, sons, idéias, lembranças, imagens e padrões coloridos está se desenvolvendo.

prometido com uma prioridade em sua atenção, isto é, aliviar a fadiga. Ele simplesmente está materialmente incapacitado para reagir mais além.

O número de situações em nossa cultura capaz de produzir tal sobrecarga está aumentando. Nós somos inundados por luzes e sons: TV, rádio, carros, multidões do metrô, anúncios, filmes, para não se mencionar o incontável número de ondas eletromagnéticas de toda espécie enchendo o ar: radar, comunicações de rádio, linhas telefônicas. Maiores distúrbios planetários são produzidos por testes atômicos e chuva atômica, terremotos, manchas solares e tempestades elétricas. Qualquer uma destas formas de ondas, uma vez suficientemente grandes, podem romper nossos campos de energia.

À luz do mencionado acima, podemos definir diálogo interior, em termos do sistema nervoso central, como qualquer processo em desenvolvimento que força atenção para si próprio, limita *inputs* regeneradores e consome energia, desse modo reduzindo a habilidade do organismo de reagir ao seu meio e de expandir-se. A prescrição de quase toda escola que tem por meta aumentar o desenvolvimento pessoal e da consciência é: "Acalme a mente". Essa calma permite às nossas energias internas harmonizarem-se com aquelas disponíveis no vasto reservatório cósmico externo potencialmente nutridor.

O outro fator significativo que mencionamos capaz de limitar a expansão e abastecer o organismo é denominado "controle". Aqui, estamos preocupados com a interferência no fluxo da energia através do corpo. O que é esse fluxo? Quando um corpo está aberto e livremente transbordando energia? O essencial a todas as formas de vida parece ser a capacidade de expandir-se e contrair-se, pulsar. Possuímos dentro de nós alguns sistemas que demonstram isso. Nosso sistema circulatório expande-se e contrai-se a cada batida cardíaca. Nossos vasos sangüíneos enchem-se quando o coração contrai-se, e contraem-se quando o coração dilata-se. Dessa maneira temos uma dança de encher e esvaziar entre nosso coração e os vasos. Tão grande é essa onda de fluxo que, se você se deitar calmamente em uma cama (camas d'água são sobremaneira convenientes), ela é claramente sentida. Certamente todos nós sentimos o pulsar por todo o corpo depois de intenso esforço físico.

Os pulmões são a segunda grande bomba de energia. O sopro da vida é uma onda de ar, fluindo para dentro e para fora em ciclo de expansão e contração. O corpo também parece possuir outros ciclos pulsáteis complexos que têm a ver com funções básicas tais como comer e dormir. No campo da acupuntura é sabido que os órgãos internos têm períodos de expansão e diminuição, ambos em bases diárias ou sazonais. Os animais certamente possuem ciclos vitais de reprodução, alimentação e repouso que são relacionados a vibrações biofísicas e planetárias mais amplas. Se imaginarmos o corpo como um núcleo ao redor do qual uma série complexa de ondas pulsáteis tece um padrão de períodos equilibrados e harmoniosos, começamos a nos aproximar da onda dinâmica da vida. O esboço que se segue, adaptado de um conceito do Dr. Randolf Stone, sugere e ilustra esse aspecto.

Como dissemos, essas pulsações incluem aquelas que se originam no interior, como as batidas cardíacas e a respiração e os fluxos rítmicos mais amplos, diários e sazonais. Na verdade, somente quando harmonizamos nossas pulsações internas com aquelas em nosso meio ambiente realmente experimentamos total vitalidade. Ao trabalhar com pessoas, nossa experiência mostra que quando os padrões de ondas interna e externa sincronizam, ocorre uma pulsação fundamental. Essa pulsação começa no âmago do ser ou centro do corpo e se espalha em direção à periferia. Isso é acompanhado por um brilho definido que circunda o corpo. A pele torna-se quente e literalmente vibrante, os olhos brilhantes e suaves, a respiração calma e plena, permitindo ao tórax e ao abdômen livre expansão. Isso é o ideal. Infelizmente é raro ver qualquer pessoa que viva em nossa sociedade técnica/industrial que exiba esse grau de vigor. Com o número de exigências familiares e de trabalho pesando sobre nós, no espaço exíguo das cidades superpovoadas, a sobrevivência tem precedência. Isso significa que desde a mais tenra infância começamos a aprender que reter o sentimento de compromisso é mais seguro do que permitir a livre pulsação sincrônica. Essa retenção é mais freqüentemente manifesta como anéis de músculos e tensão da fáscia em áreas entre os principais segmentos do corpo. Essas áreas são o pescoço, os ombros, o diafragma, que é a junção do tórax e abdômen, a parte inferior das costas entre o abdômen e a pélvis, a virilha, separando as coxas do tronco, os joelhos e os tornozelos. Os pés e os olhos também podem ser retidos.

Essas são as áreas comuns de queixa. As ondas pulsáteis de energia vital dentro de nós nos mantêm agredindo estes blocos de músculo, aumentando a carga e a tensão dentro deles. Esses anéis de tensão envolvem o corpo da sua superfície mais externa até o seu âmago mais profundo, e a quantidade de energia passando de segmento em segmento pode ser de tal maneira reduzida que ocorrem mudanças flagrantes na forma, cor e desenvolvimento. As mãos e os pés podem apresentar-se como frios e pequenos. A cabeça pode ser grande e congestionada, ou a barriga inchada enquanto o tórax está caído. (Esses aspectos de postura são apresentados mais tarde com maiores deta-

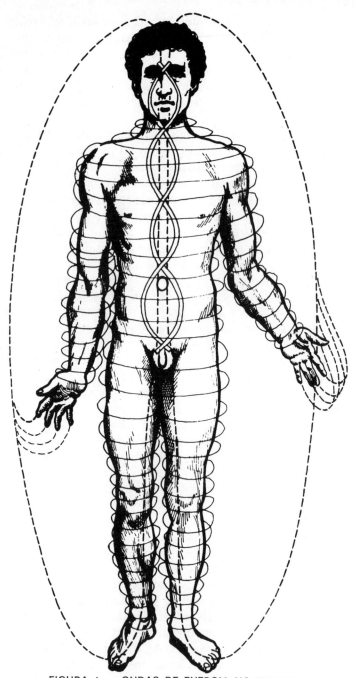

FIGURA 1 — ONDAS DE ENERGIA NO HOMEM

lhes.) Em geral, nessas áreas de tensão muscular aumentada, o fornecimento de sangue é reduzido. Isso leva a um conjunto de perdas de tecido estabelecendo um mecanismo de espasmo tóxico e estase. (Perdas de tecido ocasionam isso ao mudar o oxigênio local e o conteúdo ácido dos tecidos.) A isso, o sistema nervoso reage lançando cada vez mais sinais, aumentando a carga local. Qualquer um que tenha tido uma dor na coluna ou dor no coração conhece essa relação de dor-espasmo-dor-espasmo. Eventualmente, se isso acontece por um período de tempo bastante longo, ocorre uma metamorfose física. Os tecidos enrijecem na tentativa de proteger a área contra maiores danos, produzindo um bloqueio estrutural fixo.

Uma dor lombar pode ser causada por uma hérnia de disco, porém mais freqüentemente é a expressão da nossa luta para manter-nos em pé. Uma dor no peito é freqüentemente a expressão da dor de nossos impulsos bloqueados de amar e ser amado. Tememos pulsar livremente. A ansiedade, a alienação e uma sempre crescente sensação de desespero interior pode ser detectada naqueles que nos rodeiam assim como sentida dentro de nós mesmos. À medida que estas provocam tensões e bloqueios cada vez mais intensos, nós nos isolamos cada vez mais da pulsação da vida. Nosso fluxo interior torna-se um gotejamento atrás de uma represa cinzenta de emoção bloqueada. O amor, que é a chave para superar esses bloqueios, é aterrador para nós. Quem, na realidade, possui a coragem de permitir que ocorra uma incontrolável descarga de vitalidade? O medo de mergulhar em nossa própria emoção é simplesmente demasiado grande.

A menos que orientados por alguém que reconheça a necessidade de expandir essa carga interior com amor e paciência, nós estamos encurralados em um círculo vicioso de tensão, insegurança e mais tensão. Desse círculo vicioso deve resultar a vitalidade debilitada. Assim, na realidade, sem ajuda, aumenta a carga nas áreas de bloqueio, até que ocorra uma explosão manifestando-se como raiva, cólera irracional ou outras formas de ação violenta. Será o número crescente de estupros e vítimas de assassinato uma manifestação disso? Uma hipótese bastante convincente poderia ser levantada pela opinião de que a epidemia atual de ataques cardíacos entre nós esteja relacionada com um deslocamento interior dessa energia bloqueada. O deslocamento pode ser tão marcante que o corpo inteiro se torna cada vez mais reprimido, levando a uma incapacidade para movimentar-se, exceto dentro de padrões rígidos. Esses bloqueios estão longe de ser sutis. São óbvios e extensos. Podem ser facilmente detectados pela aplicação da pressão dos dedos.

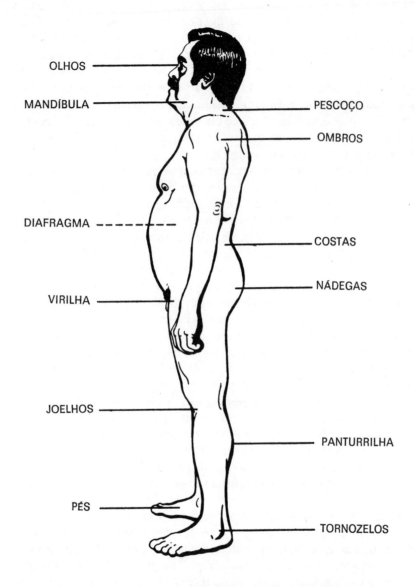

FIGURA 2 — PRINCIPAIS ÁREAS DE TENSÃO

# GRAVIDADE

*"Gravity is the root of all grace."*\*
Lao Tseu

A gravidade atua sobre nós a cada momento de nossa existência: sentados, em pé, durante todo movimento e até quando deitados. Essa força, cuja ação podemos descrever, mas cuja natureza real não entendemos, nos atrai continuamente para o centro da Terra. Em geral, nós nos erguemos em conflito constante com ela, mas é exatamente esse confronto — manter-nos em pé eretos contra a gravidade — que nos dá a habilidade de nos expandir para cima e para fora. A harmonia com a gravidade nos auxilia nessa tentativa; a desarmonia nos mergulha em uma batalha infindável, exigindo grande parte de nossa força disponível apenas nos manter em pé, tornando muito mais difícil a tarefa de enfrentarmos um mundo exigente.

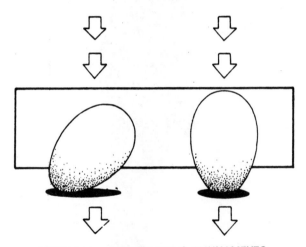

FIGURA 3 — GRAVIDADE E ALINHAMENTO

De uma forma abstrata, a forma do corpo em geral é a de um ovo alongado. Vendo-a como tal, torna-se claro que manter-se em uma posição ereta pode ser uma tarefa dificílima. Como se torna evidente na figura acima, o alinhamento adequado realmente usa a gravidade para manter o ovo em pé. Com uma base achatada, o ovo se torna realmente mais estável pela atração da gravidade para baixo. Mas se o alinhamento estiver desviado o suficiente, a gravidade age para fazê-lo

---
\* "A gravidade é a raiz de toda graça."

45

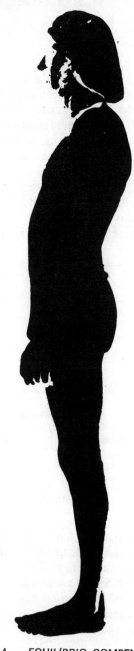

FIGURA 4 — EQUILÍBRIO COMPENSADO

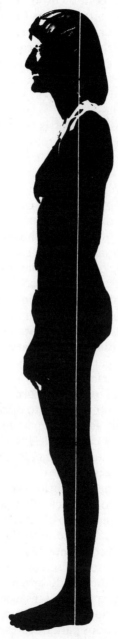

FIGURA 5 — A LINHA LATERAL

tombar. O mesmo acontece com o corpo humano. Se uma parte de nosso corpo estiver fora do centro, somos forçados a despender energia considerável apenas para manter-nos em pé. Em tais casos, o corpo se realinha de maneira a conservar um equilíbrio compensado, freqüentemente precário. Por exemplo, se o tórax estiver indo em uma direção, a barriga irá em outra (como pode ser visto na figura 4).

Ao observarmos um corpo, o importante é ver sua relação com a gravidade. A cabeça apóia-se sobre os ombros? O tórax adapta-se sobre a parte inferior do torso? A pélvis sustenta os grandes segmentos que lhe ficam acima? Estão as pernas e os pés posicionados sob o corpo?

A pessoa retratada na figura 5 aproxima-se — mas não é a representação — da linha lateral ideal.

O eixo ideal para se obter o maior equilíbrio é aquele que liga pontos do topo da cabeça, meio da orelha, meio do ombro, meio da junta do quadril, centro da junta do joelho e centro da junta do tornozelo. Essa linha também passará através da junção da parte inferior da espinha e do grande osso triangular apoiada na sua base (sacro). Quando esses pontos estão alinhados dessa forma, cada segmento sustenta aqueles que lhe estão acima. Como o ovo em equilíbrio, a gravidade mantém o corpo assentado e um mínimo de dispêndio de energia é necessário para assegurar a posição ereta. Considerando-se que nossos músculos constituem grande parte do peso total de nosso corpo e consomem a maior parte do combustível deste, é fácil ver que seu funcionamento eficaz é de importância vital. Se consumirmos quantidades desnecessárias de energia para ficarmos em pé e nos deslocarmos, estaremos esgotando o fornecimento disponível para outras atividades. Quanto mais energia gastarmos para manter-nos em pé, maior o diálogo interior em nossos campos de energia interna e projetada. Isso reduz nossa pulsação vital, resultando em fluxo diminuído em relação a nosso meio ambiente.

Quando estamos fora de equilíbrio, cada um dos nossos movimentos torna-se mais pesado pela ação da gravidade. Com o equilíbrio, o chão é um pilar de sustentação e a gravidade nossa aliada. Emocionalmente não podemos deixar de ser influenciados por essa relação. Nosso sistema nervoso constantemente tenta chegar a um acordo com as mensagens de nossos músculos (geralmente não consciente), informando-nos que estamos sendo oprimidos ou empurrados para baixo. Muitas pessoas que expressam sensações de estarem sobrecarregadas têm os corpos curvados para a frente em direção ao chão. Outros, cujos corpos são inclinados para trás, resistindo à gravidade, experimentam a vida como uma luta sem fim.

Certamente, sua experiência reflete de maneira correta o que es-

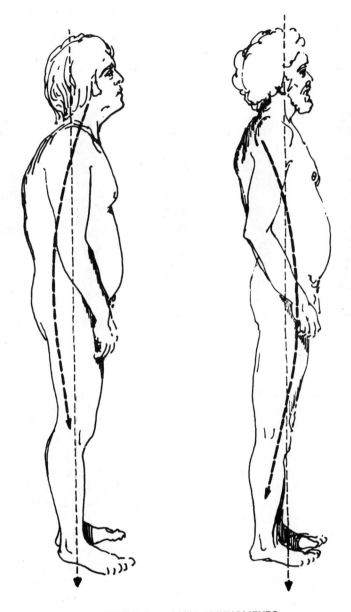

FIGURA 6 — MAU ALINHAMENTO

tá acontecendo. Curvados para a frente estão literalmente carregando o peso do mundo sobre os ombros. Inclinados para trás, estão empurrando para cima uma força tão grande que a maior parte de sua vitalidade está envolvida nesse esforço. Quando as linhas do corpo estão em harmonia com a gravidade, as diversas forças disponíveis no meio ambiente fluem livremente através de nós. Não há resistência.*

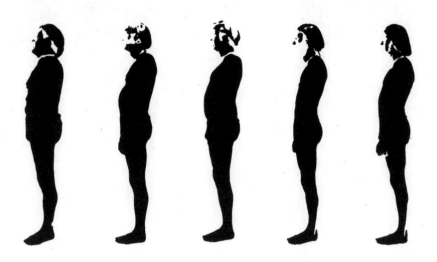

FIGURA 7 — A LUTA COM A GRAVIDADE

Essas linhas são como canais ou rios de energia ao redor dos quais se desenvolvem campos, jorrando vitalidade em nossos tecidos. É significativo notar que essas linhas são retas (recorde a figura 5). À medida que se curvam, sua capacidade de transmitir energia é reduzida.

Todas as pessoas na figura 7 estão envolvidas em uma luta com a gravidade. Cada corpo apresenta um grau diferente de curva para trás. Todos são menores nas costas do que na frente. Com uma curvatura significativa, estas pessoas, individualmente, exibirão posturas que podem ser melhor descritas como rígidas. Tendem a ser fortemente determinadas em seus objetivos, com idéias fixas sobre o que é certo ou errado. Freqüentemente levando adiante aquilo que acreditam desejar, elas reprimem seus sentimentos, sobretudo os de ternura e mágoa. Alcançaram um ponto em seu desenvolvimento psicossexual onde seu impulso é normalmente dirigido mas limitado na expressão

---

* A situação assemelha-se a uma agulha magnética em um campo magnético. Se a agulha puder movimentar-se livremente, se alinhará com o campo e repousará no local. Não há necessidade de mais trabalho.

plena. A cabeça é lançada para trás, os ombros são recuados, os músculos longos das costas (músculos da espinha dorsal), que vão da base da espinha dorsal até a base do crânio, são curtos e tensos. A pélvis é erguida para trás e contida, incapaz de oscilar para a frente e obter total liberação sexual. A respiração é contida com uma amplitude muito limitada, de maneira que se torna superficial. Na terapia, quando essas pessoas mobilizam seus corpos por meio da respiração e arremesso com os braços, as pernas e exercícios pélvicos, sentimentos de rancor, raiva e profunda dor emocional podem ser expressados. A massagem profunda dessas áreas contidas liberará igualmente a emoção. Especialmente a massagem na mandíbula, no pescoço e de forma mais intensa na região pélvica tende a liberar a raiva; enquanto a massagem do tórax freqüentemente libera sentimentos de ansiedade exteriormente expressados por intenso choro. A história emocional de cada pessoa determina a afirmação feita pelo próprio corpo.

Não é nossa intenção sugerir que a gravidade determina o padrão de vida emocional de um indivíduo. Contudo, a gravidade é, claramente, uma força significativa com a qual o indivíduo interage e esta interação reflete, assim como mantém, sua postura fundamental na vida. Não podemos, enquanto vivermos neste planeta, fugir dela.

## ÂMAGO E EXTRÍNSECO

Aqui faremos uma distinção muito simples entre dois níveis de experiência e os relacionaremos ao corpo.

O corpo, como veremos, pode ser visualizado como constituído de uma camada interior ou âmago e uma camada exterior ou camada extrínseca. Em nossa conceituação, a camada do âmago está relacionada com o "ser" e a camada extrínseca com o agir ou o fazer. O ato de ser refere-se àquela parte de nós que existe independentemente de identificações estruturadas. Possui as qualidades da espontaneidade, ligação direta com realidades orgânicas (experimentadas como tais), um senso de facilidade e urgência. O contato com esse nível de experiência é freqüentemente fortalecedor e revigorante.

Sem quaisquer rótulos, nós ainda "somos". Sem estarmos ocupados, fazendo alguma coisa ou mesmo querendo algo, nós ainda existimos e experimentamos nossa existência. O fato de existir, quando desenvolvido, nos assegura a capacidade de fazer contato não apenas um com o outro e a realidade física, mas com tudo o què é e o que não é. É um "lugar interior" para o qual podemos ir em busca de sustento. Abandonando nossos posicionamentos e títulos, nossas exigências em relação ao curso dos acontecimentos, procurando alcançar o interior de nós mesmos, calmamente e permitindo vir à tona o que quer que lá se encontre, nós começamos a estabelecer contato com esse *self* interior.

Em constraste com essa camada do ser está a camada extrínseca que diz respeito ao fazer, ao agir, realizando planos. Está associada com a experiência de decisão, esforço, vontade e desejo, com manobras, posturas, atitudes estabelecidas e posicionamentos. Permite menos contato em virtude de limitar e dirigir o fluxo dos acontecimentos através das expectativas em foco.

Em termos de estrutura do corpo, o âmago encontra parte de seu hábitat físico nos pequenos músculos intrínsecos ligando os vários segmentos da espinha.* Estes músculos coordenam movimentos delicados no tempo e espaço. Quando funcionando adequadamente, estabelecem um núcleo ao redor do qual ocorrem os movimentos mais amplos. A energia fluindo do âmago modula esses movimentos mais amplos. Equilibrados com esses músculos interiores encontramos os músculos extrínsecos, que estão envolvidos em ações que exigem força. Os extrínsecos incluem músculos tais como os das pernas e braços. Sem o equilíbrio interior fornecido pelo âmago, as ações realizadas pelos extrínsecos perdem fluxo, graça e harmonia. O extremo disso seria uma pessoa a quem chamaríamos de "musculosa": possui força extrínseca, mas falta-lhe âmago. Uma pessoa como esta revela um desequilíbrio em favor do extrínseco e, conseqüentemente, falta graciosidade a seus movimentos. Quando a estrutura do nosso âmago não tem organização, ou esta nunca foi completamente desenvolvida, o corpo compensa, empregando as forças extrínsecas. Esta é uma situação crônica e constante. O desenvolvimento do âmago leva anos e, normalmente, ocorre na primeira infância. Os hábitos de postura e os emocionais, que resultam quando este desenvolvimento é perturbado, também levam anos para evoluir. Acabam por se tornar extremamente persistentes através de anos de repetição contínua. Tais compensações podem ser claramente observadas em situações onde uma força se impõe sobre nós, uma força tal como a gravidade ou as exigências emocionais de viver no mundo. O uso da musculatura extrínseca é uma tentativa de "resistir a tudo isto". Em algumas pessoas, mesmo os músculos extrínsecos não são adequadamente desenvolvidos. Em suas atitudes corporais e psicológicas parecem estar pedindo ao mundo ao seu redor que as apóiem. Essas pessoas eram originalmente denominadas tipos "orais".**

---

\* Os músculos intrínsecos incluem não apenas os segmentos espinhais de união, mas também os pequenos músculos que unem os ossos pequenos das mãos e pés, assim como os músculos profundos que unem a cabeça (base do crânio) à espinha cervical. Em cada caso, eles participam de movimentos de grande exatidão.

\*\* Veja *Análise do caráter* de Wilhelm Reich e *Linguagem do corpo,* de Alexander Lowen.

Para colocar de uma maneira simples, falta-lhes desenvolvimento suficiente em suas camadas de energia interna e externa. Sua experiência interior é de fraqueza e debilidade. Outras, como já vimos, tentam sustentar-se empregando sua musculatura extrínseca, usando uma constante contração de músculos que normalmente seriam mais relaxados. Estas pessoas são denominadas tipos "rígidos". Falta a ambos os tipos, o oral e o rígido, um âmago ou centro forte. Contanto que seja este o caso, toda sua ação e toda reação compensatória estarão em desequilíbrio. A maioria desse processo se desenrola de modo inconsciente. Na realidade, a fim de mudar, o primeiro passo deve ser tomar consciência dessa desarmonia interior. Quando isso acontece, a energia começa a alimentar mais profundamente o âmago, criando a possibilidade de plenitude. À medida que o âmago se torna vitalizado, o indivíduo começa a se movimentar a partir de seu centro. Seu corpo e suas atitudes mudam. Sua dependência emocional e as contrações de atitudes defensivas cedem a uma percepção do *self* e a um

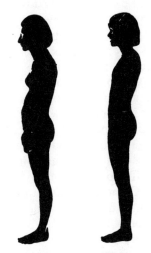

FIGURA 8 — O TIPO ORAL E RÍGIDO EM CONTRASTE

intercâmbio aberto e flexível com os outros. Ele descobre que não precisa mais do apoio externo ou rigidez extrínseca para apoiar-se. Ele pode renunciar a estes e começar a sentir o prazer da liberação e a solidez de um *self* integrado.

# A ANATOMIA DO ÂMAGO E A DA
# MUSCULATURA EXTRÍNSECA

A estrutura física que constitui o âmago inclui o seguinte:

1. A medula óssea.
2. Os ossos propriamente ditos, especialmente os da coluna vertebral e os ossos longos.
3. As bainhas fasciais de tecido que se condensam próximo aos ossos em faixas conhecidas como ligamentos. (Observação: elas incluem as longas faixas de tecidos que envolvem a espinha dorsal da base do crânio à base da espinha.)
4. Os músculos intrínsecos já mencionados (pequenos músculos ligando os ossos com a a espinha).
5. Os músculos que vão de costela a costela (intercostais).
6. O diafragma.
7. Um músculo grande (psoas) que se origina bem no interior do corpo; na realidade, se estende da espinha até o osso grande da coxa (fêmur).

O coração e os grandes vasos sanguíneos também são parte de nosso âmago. Nossa linguagem inclui muitas expressões que nos assinalam esta relação. "Meu coração chora por você." "Ele está de coração partido." Nós reconhecemos quando alguém está "falando do fundo do coração". E falamos de "nossos mais profundos e sinceros sentimentos". Da mesma forma, o próprio sangue encerra um intenso sentido do nosso ser interior. Fala-se de "irmãos de sangue" ou um "laço de sangue". Usam expressões tais como "isto faz meu sangue ferver" ou "de sangue frio" ou "de sangue quente". É aqui que a relação entre o âmago e nossa vida emocional é mais claramente evidente. No nível mais profundo, nossa emotividade é manifestada através da batida cardíaca. O coração pulsa ao ritmo de nosso ser mais profundo. O medo, o amor, o pânico e a alegria são todos experimentados como emoções vindas do coração.

A camada externa (ou extrínseca) do corpo consiste dos músculos maiores encarregados de manter uma postura ereta e das camadas de tecido que os envolvem. São eles:

1. Um músculo muito largo que reveste dois terços das costas e une a bacia, tronco e braços (*latissimus dorsi*).
2. Os músculos longos que se situam no lado externo da espinha, comprometidos em manter a espinha ereta (*sacro spinalis*).
3. Os músculos grandes das coxas e dos braços.
4. Os músculos grandes que constituem a porção maior da frente do tronco, da parte inferior do tórax incluindo a frente inteira do abdômen (parede da barriga).

5. O músculo grande que vai dos dois terços da parte superior do tórax até os braços (pectoralis major).
6. As coberturas do tecido ao redor destes músculos (fáscia).
7. O tecido gorduroso embaixo da pele.
8. A pele propriamente dita.

De uma forma simplificada e esquemática da anatomia precedente, o corpo pode ser considerado como constituído de anéis internos e externos. Quando do nascimento, o anel interno ou âmago está presente, embora de forma não desenvolvida. Se o meio ambiente for adequado, o indivíduo desenvolve um âmago sólido. Por outro lado, se o desenvolvimento emocional ou espiritual do indivíduo for bloqueado ou deformado, o âmago se apresenta falho ou inadequado.

Visto em termos estruturais, o âmago encontra-se no pilar de apoio interno. É importante entender que a camada exterior desenvolve-se em relação ao crescimento do âmago. Quando o âmago é firme, a camada externa constrói-se ao redor do âmago sem esforço. Quando ele é fraco, a camada externa ou não se desenvolve e nós temos um indivíduo mal nutrido, mal desenvolvido e fraco; ou, de várias maneiras, a camada exterior se desenvolve em excesso em uma tentativa de sustentar a estrutura em pé ou integrada. Neste tipo, a relação compensadora de apoio e desenvolvimento do âmago é facilmente reconhecida.

A quantidade de diálogo interior presente no sistema nervoso central é diretamente proporcional ao grau de retenção física e, portanto, ao desenvolvimento emocional e espiritual bloqueado. Segue-se que quanto mais prejudicada for a integridade do âmago, maior o volume de diálogo interior. Naturalmente, ocorre uma interação onde o diálogo interior e a baixa integridade do âmago criam uma resistência, a qual cria diálogo interior, que, por sua vez, mascara o *input* para o âmago. A mesma interdependência também existe a nível emocional e interpessoal. Uma percepção inferior do *self* é, por exemplo, freqüentemente compensada por constante auto-referência, infindáveis relatórios de nossas atividades e presunção. Estes afastam-nos do contato significativo com nossos sentimentos íntimos e, portanto, seguem em direção à comunicação basicamente irrelevante. Pouca interação significativa se realiza e muito pouco alimento emocional é recebido, deixando o *self* sem expressão, irrealizado e ainda exaurido.

Desta forma, quanto maior a quantidade de retenção, menor a quantidade de âmago. Uma outra maneira de explicar o que dissemos acima é: no desenvolvimento de um indivíduo, quanto menor o *input* de energia sob a forma de amor e segurança no âmago do ser, maior o diálogo interior e a retenção no total corpo/mente. O diálogo interior afeta significativamente o estado mental do indivíduo. Pouco diálogo interior é acompanhado de pensamento claro, serenidade e reações equilibradas; o diálogo interior aumentado é seguido por rigidez, confusão e desequilíbrio. A retenção expressa-se em nossa estrutura física. Embora tenhamos conceitualizado que o diálogo interior afeta o estado mental e a retenção, a estrutura física, devemos lembrar-nos que esta é uma divisão arbitrária e, na verdade, o diálogo interior e a retenção são inseparavelmente entrelaçados na realidade de nossos corpos.

## GROUNDING

> *"Amarre seu camelo a uma árvore,*
> *depois confie em Deus."*
>
> O Profeta

A saúde de nosso âmago determina como nos relacionamos ao chão. Se, enquanto em pé, pudermos relaxar e permitir que estabeleçamos um contato total com o campo de energia do chão embaixo de nós, experimentamos uma sensação de solidez. Estamos "com base", em contato com a realidade de nosso ser no tempo e no espaço. Nós sabemos e naquele momento aceitamos "onde" nos encontramos. Em contraste, muitos indivíduos teimosamente resistem às pressões que melhor manipulariam se as ignorassem. Eles persistem em um trabalho ou relacionamento amoroso intolerável, apesar de sua destrutividade recorrente. São incansáveis. Tal indivíduo é confuso e sofre de dor crônica. Seu contato com o chão e a realidade é tão incerto que a própria ignorância o mergulharia no pânico de não saber como orientar-se. Portanto, em desespero, ele escolhe perseverar. Não há quase limite algum para a dor que ele está disposto a suportar. Nós o vemos fisicamente curvo, obviamente sobrecarregado, com ombros largos, curvados e arredondados, cabeça tombada sobre o peito, sua pélvis e coxas imobilizadas, seus joelhos travados de forma rígida e suas pernas e pés firmemente contraídos.

A tensão e a rigidez na parte inferior do corpo, sobretudo nas pernas e nos pés, reduzem grandemente a sensibilidade naquelas áreas. A perda torna o equilíbrio precário e inunda o sistema nervoso com o diálogo interior. É como se a pessoa estivesse em pé andando sobre pernas-de-pau. Em vez de relaxar e recuperar o contato e equilíbrio, o diálogo interior — que é basicamente o medo de cair — traz à tona uma reação de mais tensão e reforço contra a queda. Emocionalmente, esta queda poderia ser experimentada como estar sendo "usado" (como se fosse um tolo), perdendo *status* (fazendo fiasco), não estar atuando suficientemente bem (como fracassar no trabalho). Não é por

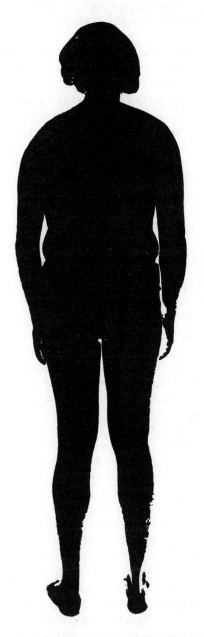

FIGURA 9 — UM INDIVÍDUO SOBRECARREGADO

acaso que em culturas que adotam uma formalidade rígida, caminhamos cautelosamente: um fracasso é considerado razão suficiente para autodestruição.

Quando nossa base é frágil, qualquer mudança cria desorientação. Se, como acontece durante a relação sexual, a quantidade de energia que flui através do corpo é aumentada, o indivíduo sem base freqüentemente experimenta isto como uma força que pode ser esmagadora. Para tal indivíduo, a única maneira de lidar com esses impulsos de intensa energia é contê-los, desse modo destruindo a vitalidade. A pélvis, que contém um grande reservatório de energia vital, é imobilizada. (Geralmente, toda vez que existe uma falta crônica de contato com o chão, a mobilidade da pélvis é prejudicada.) O contato com o chão é essencial para o fluxo pleno de energia não destrutiva pelo corpo.

Quando o âmago está ainda mais fragmentado e o contato com o chão é excessivamente incerto, quase todo *input* de energia ameaça destroçar o indivíduo. Ele vive com o terror persistente de tornar-se completamente desorganizado. O medo é suficiente para imobilizar quase que qualquer tentativa de auto-afirmação. Mobilizar e mover-se com o fluxo significaria permitir a livre energia pelo corpo, e isso é mais energia do que pode ser estrutural ou emocionalmente manipulada. Para evitar a desintegração, a pessoa bloqueia o fluxo travando todas as suas juntas. Portanto, os movimentos são rígidos, interrompidos e sem o fluxo de um segmento do corpo para o outro. A cabeça é geralmente inclinada para um lado e os olhos vazios e distantes. Movendo-se como um marionete, e parecendo nada mais que um boneco quebrado, qualquer vitalidade é experimentada como uma força quase demoníaca ameaçando explodir o *self* em pedaços. Ela possui todos os mecanismos de sobrevivência ocupados em manter todas as partes juntas. Na maioria das outras situações de insegurança âmago-chão, o nível de controle relativo da parte da camada muscular exterior é tal que o indivíduo é capaz de enfrentar as exigências da vida. Suas compensações apresentam energia suficiente para evitar que se fragmente facilmente. Mas, em casos graves, qualquer tensão é precariamente suportada. Incapaz de lidar com pressões aumentadas de fora ou de dentro, o indivíduo gravemente fragmentado com freqüência irá se isolar totalmente de seus sentimentos. Tal isolamento reduz o fluxo de energia no corpo, levando-o a um estado de desligamento físico e emocional. À medida que isso se torna cada vez mais grave, a divisão corpo/mente alcança um ponto de dissociação quase total, perda de contato com a realidade e algumas vezes completa imobilidade.

Nos capítulos precedentes observamos alguns aspectos essenciais das reações dos indivíduos à energia, gravidade e ao chão e algumas

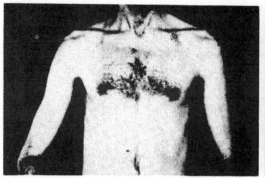 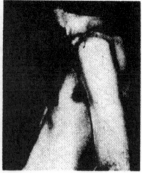

FIGURA 10 — SUSTENTAÇÃO CONTRA A AMEAÇA DE DESINTEGRAÇÃO

maneiras em que o desenvolvimento do âmago influencia estas reações. Descrevemos alguns desses relacionamentos padronizados, esperando apenas introduzir o leitor à realidade das adaptações do corpo aos processos vitais energéticos e emocionais. No próximo capítulo, observamos o corpo mais detalhadamente.

*A tenda de seda\**
*Ela é como uma tenda de seda em um campo*
*Ao meio-dia quando uma brisa de verão cheio de sol*
*Secou o orvalho e todas as suas cordas se afrouxam,*
*E assim, nas amarras, ela balança suavemente à vontade,*
*E sua estaca central de sustentação feita de cedro,*
*Que é seu pináculo voltado para o céu*
*E representa a certeza da alma,*
*Parece nada dever a qualquer amarra,*
*Mas embora não sustentada por nenhuma, está frouxamente amarrada*
*Por incontáveis laços de seda de amor e reflexão*

---

THE SILKEN TENT

She is as in a field a silken tent
At midday when a sunny summer breeze
Has dried the dew and all its ropes relent,
So that in guys it gently sways at ease,
And its supporting central cedar pole,
That is its pinnacle to heavenward
And signifies the sureness of the soul,
Seems to owe naught to any single cord,
But strictly held by none, is loosely bound
By Countless silken ties of love and thought

*A tudo que a terra abrange*
*E apenas por uma ligeira esticada*
*No capricho do ar estival*
*Torna-se consciente do mais tênue cativeiro.*

Robert Frost

---

*To everything on earth the compass round,*
*And only by one's slightly going taut*
*In the capriciousness of summer air*
*Is of the slightest bondage made aware.*

# 4

# PARTES DO CORPO

Como qualquer outro sistema complexo, o homem é um composto de muitas partes, cada uma exibindo a natureza dual de atributos independentes, assim como uma totalidade maior. Embora seja a configuração do todo que torna cada homem único, pode-se de uma forma proveitosa estudar a contribuição das partes separadas daquele quadro global. É o que faremos nesta parte. Observaremos as diversas partes do homem: pernas, rosto, pés e outras partes do corpo. Cada parte, devido à sua posição exclusiva no funcionamento do organismo, revela algo diferente sobre nossos padrões estruturais, mentais e emocionais.

## O CORPO GLOBAL

As propriedades gerais de estrutura que notamos em todas as pessoas: magreza, obesidade, muscularidade, maturidade, todas têm um significado psicológico. A mulher com um corpo de menina muito provavelmente possui o forte desejo de permanecer criança. Ela pode até ter conscientemente decidido fazê-lo em uma tenra idade. O corpo alto e magro que parece necessitar de alimento pode pertencer a uma pessoa que se sente emocionalmente faminta, enquanto um corpo pesado, moroso, pertence a alguém cuja vida é monótona e dolorosamente estagnada. Em qualquer caso o corpo produz uma impressão geral que pode ser freqüentemente bastante exata. Contudo, há dois aspectos do corpo global que queremos discutir em detalhe: deslocamentos e assimetrias.

As primeiras coisas a observar são os grandes deslocamentos seg-

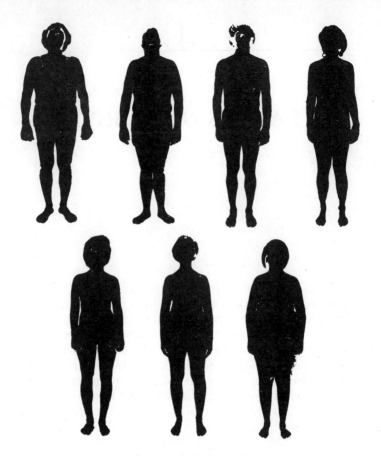

FIGURA 11 — DESLOCAMENTO

mentais. Nesses casos, a pessoa é pesada na parte superior ou inferior. A energia deslocou-se ou para cima ou para baixo em grande escala.

Na figura 11, retratamos uma progressão da pessoa da esquerda, que é corpulenta na sua metade superior, à quarta figura, que possui um bom equilíbrio entre a parte superior e a inferior, e até a última figura, cuja metade inferior é corpulenta. Em corpos com grandes deslocamentos, a energia não está se movimentando uniformemente através de toda a extensão do corpo. A área principal de ruptura ou bloqueio é ao nível do meio das costas. Os segmentos volumosos (superiores ou inferiores) recolheram uma grande quantidade de energia estagnada. Houve um represamento, com um grande lago desta energia estagnada desenvolvendo-se atrás da represa. Do lado da represa, a energia está apenas gotejando. Essas áreas são menos bem desenvolvidas e com freqüência consideradas desproporcionalmente magras, com cor insuficiente, fluxo sanguíneo diminuído e a temperatura da pele mais baixa. Em casos graves, as metades superiores e inferiores podem ser tão diferentes que parecem pertencer a pessoas distintas.

Os indivíduos que exibem deslocamento grave são incapazes de contatar áreas importantes de sensação e vitalidade. Seus corpos revelam, a um olhar de relance, a luta interior que se está desenrolando. Eles se movem e vivem profundamente divididos, experimentando constrição como uma repressão constante. Como a figura 11 sugeriria, o deslocamento nos homens é com maior freqüência voltada para cima, ao passo que nas mulheres é para baixo. Em cada um as funções relacionadas com as áreas corpulentas e altamente energizadas são também exageradas, enquanto que as áreas contraídas são prejudicadas.

A parte superior volumosa apoiando-se em uma bacia contraída e pequena e pernas rígidas dá uma impressão geral de uma pessoa forçando-se para cima, tornando-se maior e mais alta do que realmente é. Uma ânsia exagerada de prestígio e realização acompanha um corpo cuja parte superior é desenvolvida. (Uma figura como a de Mussolini nos vem à mente.) A metade inferior contraída e rígida bloqueia o fluxo de energia para baixo, deixando o indivíduo sem base e às vezes incapaz de conter seus impulsos. A energia, fluindo para cima, e criando idéias e atividade não é equilibrada adequadamente pelo fluxo para baixo, que dá uma sensação de lugar e ligação com o mundo. Em casos bem mais graves, descobrimos uma sensação subjacente de isolamento inevitável, um mal disfarçado desprezo pelos afazeres habituais dos outros e uma capacidade muito limitada de sentimento constante.

No padrão contrário — aquele da metade inferior exagerada — há outras desarmonias. A porção superior contraída, pequena, descarregada, não permite ação agressiva. A energia de baixo não sobe e não pode abastecer a pessoa inteira. Incapaz de esforçar-se ou tomar atitudes, a tendência é para a passividade. O mesmo isolamento existe, mas, em vez da ação impulsiva, há inércia e inabilidade absoluta de ação.

Nessas pessoas o caminho para a saúde encontra-se na restauração do equilíbrio e do fluxo livre da energia. Se as áreas rígidas puderem ser relaxadas, a tremenda quantidade de sentimento reprimida nas partes superdesenvolvidas, sobrecarregadas e estáticas pode começar a liberar-se. As áreas relaxadas fornecem um canal para a expressão. Nas pernas, essas áreas relaxadas sedimentam o ego impulsivo, superdesenvolvido e isolado. No tórax, costas, ombros e braços, essas áreas fornecem meios para expressão ativa de raiva, desejo e agressão.*

Um outro aspecto importante do corpo global, além dos grandes deslocamentos, refere-se a suas assimetrias. Nas abordagens corporais, falamos de uma divisão esquerda/direita, que significa uma falta de simetria normal e de integração das metades da direita e da esquerda do corpo. Um exemplo de tal divisão é mostrado fotos que se seguem.

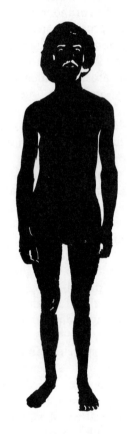

FIGURA 12 — DIVISÃO ESQUERDA/DIREITA

---

* Ao longo do livro mencionamos algumas abordagens terapêuticas centralizadas no corpo. Para uma análise abrangente e detalhada o leitor pode se referir a livros de Wilhelm Reich, Alexander Lowen, William Schutz, Ida Rolf e John Pierrakos. (Diversos livros de Lowen foram publicados no Brasil pela Summus Editorial, assim como textos de Ida Rolf e Pierrakos.)

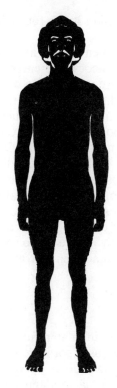 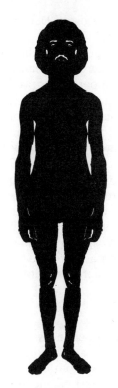

FIGURA 13  FIGURA 14
COMBINAÇÃO DO LADO ESQUERDO  COMBINAÇÃO DO LADO DIREITO

A pessoa da figura 12 possui uma assimetria definida. O lado esquerdo de seu corpo parece mais forte e maior; o ombro é mais alto e o lado todo parece mais agressivo, ereto e pronto para ação.

Para mostrar isso mais claramente, a figura 13 combina o lado esquerdo com sua própria imagem no espelho para, mediante a combinação, produzir um corpo inteiro. Ele mostra como a pessoa seria se fosse perfeitamente simétrica com o seu próprio lado esquerdo. A figura 14 faz o mesmo com o seu lado direito.

Nessas figuras, torna-se completamente óbvio que duas estruturas muito distintas existem dentro desse indivíduo em particular. Essas duas estruturas, naturalmente, representam duas tendências fortemente diferentes de sua personalidade. O lado esquerdo mostra um deslocamento para cima, ombros largos, quadris estreitos e um padrão global de firmeza e masculinidade exagerada. O lado direito inverte isso e aparece mais brando, mais curvo e feminino. É ligeiramente deslocado para baixo. Assim, falta à estrutura geral a integração desses opostos. Devemos esperar conflitos muito fortes dentro desse indivíduo.

O corpo é normalmente assimétrico em vários aspectos. Os hemisférios cerebrais realizam algumas funções diferentes. Por exemplo, a fala parece ser predominantemente uma função do hemisfério cerebral da esquerda. O hemisfério da direita é aparentemente menos linear, mais intuitivo e holístico. Associamos o lado esquerdo do corpo (que é controlado principalmente pelo lado direito do cérebro) com sentimentos, emoções e os relacionamentos com a mãe. O lado direito é associado ao pai, razão, pensamento e lógica. Além disso, o lado esquerdo é o lado com o qual recebemos as coisas. É receptivo. O lado direito é extrovertido, expressivo, o lado com o qual agimos.*

Mesmo com essa manipulação, se os vários elementos são equilibrados e integrados, a simetria geral do corpo permanece inalterada. Onde um aspecto domina fortemente, digamos a razão sobre o sentimento, ou a expressão sobre a receptividade, encontraremos a assimetria esquerda/direita.

## OS PÉS

Embora em nossa cultura não se dê muita atenção aos pés como a base sobre a qual toda a estrutura de nosso corpo repousa e como nossa ligação com o chão, essa complexa rede de nervos, músculos e tendões é extremamente importante. Nós não andamos mais descalços, permitindo às várias extremidades dos nervos em nossos pés serem estimuladas a cada passo que damos. Em vez disso, mantemos nossos pés enclausurados em túmulos de couro. Esta é sem dúvida uma atitude razoável a ser tomada quando confrontados com o cimento de nossas cidades onde, em vez de constante massagem no pé, experimentamos um ataque em toda nossa estrutura. Cada passo irradia um golpe ao longo de nossos ossos longos, pondo à prova a flexibilidade de nosso joelho, quadril, sacroilíaco e as juntas inferiores da parte posterior. Muitas das doenças nessas áreas são resultantes desse trauma constante.

De um modo geral, o modo como lidamos com a realidade se expressa no contato que nossos pés têm com o chão. Se formos ingênuos, nossos pés o demonstrarão. Serão inadequados para sustentarnos. Podemos ser demasiadamente pequenos, caídos ou com arcos rigidamente mantidos muito altos. Em outros casos, o pé direito vai em uma direção enquanto o pé esquerdo vai em outra. Freqüentemente

---

* Em seu livro *Here Comes Everybody,* William Schutz pondera que o lado esquerdo é associado à ação inicial e o lado direito à sua seqüência.

os danos de tais pés demonstram confusão quanto à direção a seguir. A rigidez nos pés pode refletir a rigidez na pessoa. Normalmente tais pessoas têm uma passada pesada e surda. A sua aproximação do mundo real é inflexível. O arco alto e rígido pode também refletir uma inabilidade para estabelecer contato com o chão e uma tendência a ser desenraizado e sem base. Algumas pessoas parecem estar caminhando sobre duas pernas de pau. Quando o arco é caído e o pé cavado, isto é constantemente associado com o colapso no restante da estrutura. Podemos ponderar que, neste caso, o indivíduo, devido à falta de energia para estabelecer um firme contato com a realidade, utiliza-se de sua própria fraqueza. Através do arco caído, maior porção da sola do pé toca o chão. É uma tentativa, embora frágil, de experimentar mais da vida. Com esse estado de baixa energia, é realmente o único método disponível de compensação.

Algumas pessoas caminham nas pontas dos pés, enquanto outras enfiam seus calcanhares na terra. Quando estamos inseguros a respeito dos sentimentos dos outros em relação a nós, caminhamos como se estivéssemos andando "sobre ovos". Estamos sendo extremamente prudentes em relação ao nosso contato com a realidade.

Os pés na figura 15 ilustram vários pontos:

1. Começando à esquerda, vemos pés que parecem um tanto com as nadadeiras de uma foca. À medida que nos deslocamos ao longo da série, os pés vêm para a frente, até que no último par eles estão paralelos. É evidente que os pés nesse último exemplo podem sustentar o peso acima deles muito mais eficientemente do que os primeiros da série.

2. No terceiro indivíduo, os pés são vistos como se estivessem indo em direções diferentes. O corpo inteiro mostra a divisão entre seus lados direitos e esquerdo. (Esta é a mesma pessoa sobre quem debatemos na parte sobre divisão esquerda/direita, pp. 64-66).

3. É interessante observar que os pés do primeiro e segundo indivíduos são de pai e filho. Pode ser depreendido destas fotos que, de certa maneira, eles se adaptaram ao meio ambiente com mecanismos semelhantes.* Isso também traz à tona a questão da hereditariedade. A hereditariedade é um fator importante na determinação de quem somos e como reagimos.

4. Pode ser observado nas fotos que, com a rotação do pé para a frente, ocorre uma rotação simultânea do tornozelo e da junta do joelho. Com essa rotação, o tornozelo e a junta do joelho são menos

---

* O que herdamos é a essência com a qual reagimos ao nosso meio ambiente. Se possuirmos uma máquina de energia baixa de alguma espécie e a forçarmos a realizar uma produção de energia alta, ela se quebrará em algum lugar. Da mesma forma, o corpo é incapaz de exceder os limites de sua constituição hereditária. Nesse sentido, determinadas constituições reagirão a esforços semelhantes de maneiras semelhantes.

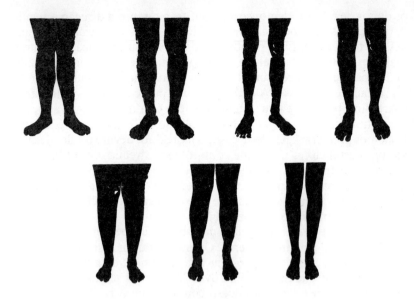

FIGURA 15. PES.

forçados e, assim, estão em melhores condições de transmitir o peso pelo centro do pé. Quando isso acontece toda a extremidade inferior pode relaxar a trocar energia com a terra. Na realidade, quando os pés são tortos, as extremidades inferiores começam a adquirir a aparência de duas barras rígidas curvadas para trás na altura dos joelhos.

O pé, conseqüentemente, tem muito a ver com a nossa troca de energia com o chão. É a base de toda nossa estrutura e transmite suas próprias deficiências para cima. É o intercâmbio com o chão que fornece o senso de ligação com o mundo, nosso lugar. Sentindo a terra, sabemos se o chão debaixo de nós constitui apoio ou é duro demais ou excessivamente macio. Nós "sabemos onde nos apoiamos". O mesmo conhecimento sentido a respeito de nossas percepções, atitudes, idéias e planos — isto é, que estão fundamentados em um chão de apoio firme de realidades genuínas — dá uma certeza semelhante a toda a textura de nossas vidas. Há uma íntima relação entre sentir o chão com nossos pés e estar em contato com a realidade.

Pés rígidos e contraídos interrompem o fluxo de energia e nos deixam sentindo sem base, caminhando como se estivéssemos sobre plataformas inaminadas e rijas. Nosso equilíbrio e sentido de apoio são de certa maneira precários. Não temos certeza de onde nos encontramos e precisamos viver sob a constante irritação dessa incerteza. Nossos pensamentos, sentimentos e ações estão constantemente desgastados por essa insegurança básica.

Ironicamente, essa mesma insegurança em relação ao chão leva à contração dos pés, protegendo-os de perigos desconhecidos. Do mesmo modo, agarramo-nos demasiado às nossas opiniões e idéias, relutando em permitir que troquemos energias com realidades novas ou assustadoras.

Os pés relaxados e flexíveis, com bom tônus, asseguram-nos um contato sensível com o chão. Fornecem apoio firme, embora responsivo para as estruturas de cima, e são capazes de manejar, quaisquer que sejam, as mudanças encontradas as longo movimento.*

## UM PÉ DE PÁGINA SOBRE O PÉ

A sola de nossos pés, assim como a palma de nossas mãos, contém uma grande densidade de poros. Através desses poros as toxinas e materiais inúteis são expelidos de nossos corpos. Um banho adequado e a limpeza dos pés são importantes para manter a boa saúde. Sapatos adequados também são importantes. A forma ideal seria andarmos descalços. Infelizmente em nossa cultura isso é impraticável. Os sapatos, portanto, devem ser de boa qualidade e de couro macio para permitir flexibilidade adequada às pequenas juntas do pé e do tornozelo. Deveriam dar bom apoio ao arco e calcanhar sem serem altos, uma vez que isso tende a arremessar o corpo para a frente, deslocando o eixo de apoio do corpo todo e causando considerável esforço às pernas e espinha (sobretudo ao nível das costas). É fácil imaginar a dor e desconforto de muitas mulheres que andam por aí com seus pés apertados em sapatos que são demasiadamente apertados e com saltos excessivamente altos.

## TORNOZELO, JOELHO E PERNA

O que já foi dito anteriormente leva-nos a estudar o tornozelo, o joelho e a parte inferior da perna. O tornozelo possui as propriedades de todas as juntas: é uma área de movimento. Especificamente, segmentos adjacentes movem-se em relação ao outro — nesse caso, o pé e a parte inferior da perna. Quando o encaixe da junta do torno-

---

* Poderíamos traduzir a frase acima usando palavras como "ego" para "pés" e "realidade" para "chão" e apresentar uma descrição razoável da personalidade do dono desses pés. O ego não defensivo e flexível, com bastante força, estabelece contato certo e sensível com a realidade. Fornece apoio firme, embora responsivo para todas as outras estruturas psíquicas, e acha-se capacitado para manejar quaisquer mudanças que nos deparemos ao longo de nossa interação recíproca e com o mundo.

zelo não está centralizado sobre o meio do pé, o peso do corpo cai para dentro ou para fora, causando grande esforço sobre a junta.

Em tal situação, o tornozelo pode ceder conduzindo a uma experiência de incerteza quando empreendemos qualquer passo, em especial um novo.

No indivíduo que segmenta o fluxo de seu corpo desenvolvendo rigidez nas articulações, o tornozelo é invariavelmente envolvido. Na extremidade, o movimento da pessoa parece o de um soldado de brinquedo. Como regra geral, as articulações são uma chave importante para a maneira como nos movimentamos e, portanto, como encaramos os outros. Nesse sentido elas refletem estilo e personalidade. Os movimentos de um sargento dando treinamento, de uma *vamp*, de um bêbado ou de um candidato político nos revelam muito a respeito dessas pessoas. Além disso, sabemos intuitivamente, por meio de nossas próprias estruturas, como elas se afirmam de si mesmas.

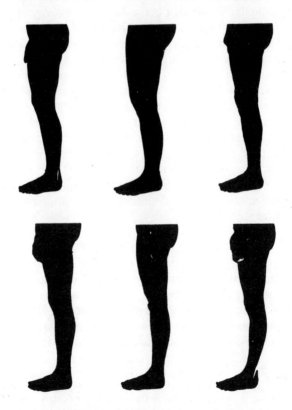

FIGURA 16 — O JOELHO E AS PERNAS

Na série de pernas mostrada abaixo, o fator a ser observado é o grau de fechadura na junta do joelho. O termo "fechadura" (*locking*) é bastante adequado; os joelhos são empurrados para trás e apertados firmemente. Isso é particularmente verdadeiro na última figura à direita.

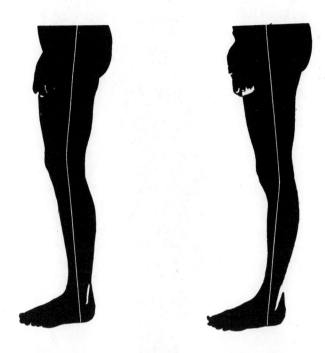

FIGURA 17 — ÂNGULO DA JUNTA DO JOELHO

O mecanismo atrás da fechadura do joelho varia com o padrão básico emocional e estrutural de cada indivíduo. Em alguns desses mecanismos a pessoa usa os joelhos travados para:
1. Evitar ser reprimida ou subjugada — "Eu resistirei! Não cederei!"
2. Permitir-lhe a defesa de seu chão não importa o que haja — "Não serei derrubado".
3. Manter o controle da realidade — "Tenho que manter-me inteiro" ("Não devo desintegrar-me!").
4. Impedir que a estrutura já em colapso desmorone — "Isto é tudo que posso fazer para manter-me em pé. Você devia me ajudar".
   Na figura 18 é possível perceber como esta pessoa está se sustentado intencionalmente. Seu corpo está curvando para trás, seus pés

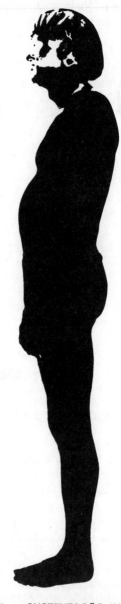

FIGURA 18 — SUSTENTAÇÃO INTENCIONAL

agarrados ao chão e seus joelhos travados. Pode-se imaginar uma força agindo sobre a pessoa, à qual ela se opõe. É como estivesse fazendo um esforço constante para manter-se em chão firme ou mover-se para a frente.

Independente do mecanismo, em muitas pessoas, a energia nas pernas está sendo intensamente contida, e o fluxo entre o chão e o organismo é parcial ou severamente limitado. Faltando flexibilidade nas juntas do tornozelo e do joelho toda a extremidade inferior move-se como um único bloco. (Com flexibilidade, um receber e um dar cíclico em relação à terra ocorre a cada passo. A energia flui e o organismo se move fluidamente.) Abaixo de joelho travado, a tensão na perna é bastante marcante e há uma rigidez associada nos pés. Quando se pede a pessoas com pernas rígidas para dobrar seus dedos do pé para a frente ou para trás, elas mal podem fazê-lo, uma vez que o movimento nesses dedos é controlado pelos músculos da parte inferior da perna (músculos que se situam ao longo do osso da tíbia).

Uma outra associação com o joelho, em termos de emoção, é o bem conhecido fato de que, diante de uma situação de grande medo, nosso joelhos começam a tremer. Na antiga medicina chinesa, os joelhos eram vistos como estando relacionados com os rins. Os rins, por sua vez, eram relacionados com o elemento água e com os órgãos sexuais. A água nesse sistema relaciona-se com o medo e se correlaciona com o acima citado. Nossa sexualidade é relacionada com a nossa mais profunda vitalidade: obrigar um homem a ajoelhar-se sempre foi considerado como humilhante. Cair de joelhos diante de um rei, pessoa sagrada ou imagem santificada é um símbolo tradicional de submissão. Podemos razoavelmente considerar que travar os joelhos é também relacionado a "Eu não me curvarei à sua vontade". "Eu não implorarei."

Examinemos agora a parte acima dos joelhos, a coxa e as nádegas.*

Nesta série, podemos começar pela observação do espaço entre as coxas. Na primeira figura, os joelhos estão bastante separados e o espaço termina num pico alto na linha do centro. Visualizá-lo como um arco alto (arco gótico) é uma imagem útil. Na segunda e terceira figuras, este espaço diminui. A quarta figura é a que se encontra mais próxima de um alinhamento normal. Na figura seguinte, os joelhos estão bem juntos e a tensão é observada nas coxas, incluindo as regiões da virilha. Na última figura da série, nenhum espaço é visível entre as coxas.

---

* As nádegas constituem a massa muscular que vai da bacia à parte posterior da coxa.

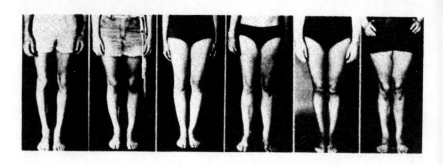

FIGURA 19 — PARTE ANTERIOR DAS COXAS.

Onde temos o alto pico (arco gótico), a tensão está presente no ponto central (na área conhecida como períneo). É aqui que existe a retenção. Os órgãos envolvidos nesta área são os genitais, o ânus e o reto, com o maior tensionamento imediatamente em frente ao ânus. Com o espasmo e o bloqueio de energia aqui, a função sexual é impedida de encontrar expressão plena. Nas últimas duas figuras a tensão nas coxas exerce o efeito de puxá-las para dentro, apertanto os órgãos genitais. Aqui novamente a expressão genital é limitada. A situação normal permite à área do ânus e genitais fluxo total, as coxas não estando demasiadamente próximas ou separadas. A experiência nas duas situações é bastante diferente. Em uma, as coxas são realmente espremidas, unidas de forma protetora. (Este não é normalmente um ato consciente, mas uma afirmação contínua e inconsciente.) Na outra, os músculos do lado de dentro da coxa estão contraídos para o ponto central.

Se observarmos estas figuras de costas, nas duas primeiras podemos perceber claramente o efeito do arco gótico apertando a área em frente ao ânus.

As figuras três e quatro são intermediárias no que se refere à compressão para cima, que é bem menor. Nas duas últimas, começamos a observar que as nádegas estão ambas comprimidas. Uma pista para reconhecer isso pode ser encontrada ao se observar onde está a dobra das nádegas.

Se o leitor se levantar por um momento e comprimir suas nádegas fortemente, apertando as coxas simultaneamente, terá uma percepção melhor das três últimas figuras. A tensão é considerável, e a eficiência dos que contraem, em bloquear o fluxo de vitalidade, é aparente. Novamente, lembre-se, a contração está presente embora seu agente esteja consciente dela. É o "inconsciente" manifestando-se na estrutura.

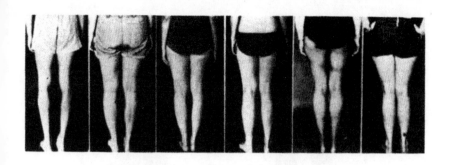

FIGURA 20 — PARTE POSTERIOR DA COXA.

A contração crônica dos grandes músculos das nádegas consome uma grande quantidade de energia. Eles estão altamente carregados e com freqüência a pressão relativamente leve (em especial na parte interior das coxas) desencadeia fortes reações emocionais. Em outras ocasiões, a área superficial sobre estes grupos de músculos parece ser mole e flácida, desmentindo a tensão subjacente. Com pressão mais profunda, descobre-se que eles são mais tensos e macios. Nesse caso, o uso de massagem profunda permitirá a liberação dessas cargas represadas. Freqüentemente, as emoções liberadas são bastante intensas, quase sempre sendo as de raiva e rancor. Os músculos da coxa e das nádegas fixam-se sobre a pélvis e são muito importantes em determinar sua posição e mobilidade. Quando contraídos constantemente, eles imobilizam a pélvis, novamente reduzindo a habilidade do organismo para a liberação sexual.

## PÉLVIS

Deve estar claro a esta altura que a tensão em uma área se reflete em muitas outras. De certa maneira, mesmo uma única tensão nunca é realmente isolada porque inclui compensações. Talvez os dois movimentos expressivos mais controlados do corpo sejam o da pélvis e o da respiração. Quanto mais respiramos mais claramente indicamos com isso o grau de nosso envolvimento com a vida. O homem industrial, moderno, interrompe sua respiração. Esta é a forma mais direta de controlar influências e sentimentos que vêm à tona, como qualquer criança que prende a respiração sabe.

A pélvis destravada pode balançar livremente para a frente e para trás quando se caminha, permitindo um fácil movimento para lá e para cá, em contraste com um meneio de um lado para outro. Neste último caso, a mobilidade aumentada, possivelmente sugerindo maior

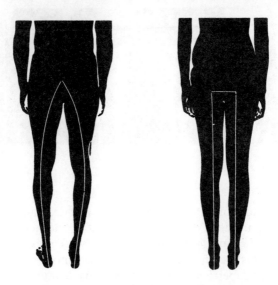

FIGURA 21 — O ARCO GÓTICO E NORMAL

liberdade sexual, pode indicar apenas um aumento na carga de energia local. Esta carga, não obstante, ocorre sem integração com o resto do corpo e é mais constantemente associada com uma histeria subjacente do que com o apetite sexual aumentado ou sofisticação. Os histéricos tendem a dramatizar com excesso de atividade. Em algumas outras situações, a pélvis não se move realmente. É levada em um bloco sólido, habitualmente travada em uma posição para a frente (contraída na parte inferior) ou retraída para trás, erguida, como se pronta para disparar. Este disparo, devido à falta de mobilidade, é sempre parcamente realizado. As seqüências que veremos demonstram várias posições da pélvis.

Desta observação lateral, parece não haver diferença significativa entre os sexos, ilustrando que em alguns aspectos de trauma físico e emocional as compensações na área pélvica seguem um padrão semelhante. Basicamente, a pélvis assume a posição que exprime a atitude estabelecida do indivíduo em relação à vida. Quando contraídas na parte inferior, nádegas apertadas permitem apenas um gotejar de emoção e sensação. O indivíduo é incapaz de permitir que a pélvis balance para trás e junte força para o arremesso para a frente associado a uma descarga emocional completa. As emoções, na melhor das hipóteses, podem ser pressionadas. O extremo oposto é aquele em que a pélvis é retraída ou controlada. O indivíduo torna-se incapaz de liberar. Uma grande carga armazenou-se na região pélvica, mas não pode oscilar para frente. Podemos usar a analogia de um revólver armado e pronto para disparar. Talvez este paralelo muito claro possa ser levado um pouco além. Esses indivíduos podem ser encarados como temerosos de se soltarem, uma vez que a alta carga que estão car-

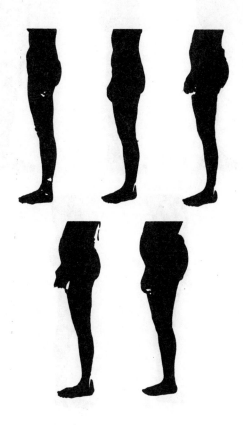

FIGURA 22 — POSIÇÃO DA PÉLVIS FEMININA

regando pode ser percebida como explosiva. Esta ansiedade é freqüentemente associada com a pergunta: "O que acontecerá se eu me soltar?" Quando se pede a tal indivíduo que descreva o que poderia acontecer, sua resposta freqüentemente é: "Eu realmente não sei". A sensação é de uma força desconhecida. O exame mais detalhado quase sempre revela temores de promiscuidade sexual ou violência para com os outros.

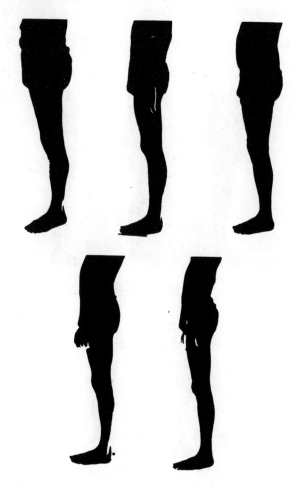

FIGURA 23 — POSIÇÃO DA PÉLVIS MASCULINA

A figura 24 mostra duas pessoas com estruturas pélvicas bem diferentes.

A pélvis da primeira pessoa está próxima do normal — isto é, em ângulo reto sob o tronco em posição horizontal. Na outra pessoa, a pélvis está retraída e contraída. Quando considerada apenas em termos de dimensão, a pélvis pode ser demasiadamente pequena ou excessivamente grande em relação ao resto do corpo. Isto geralmente

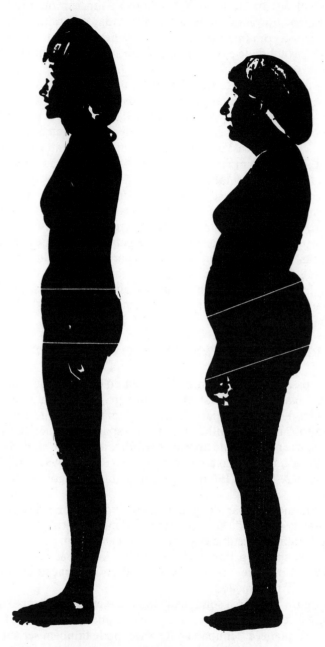

FIGURA 24 — O ÂNGULO DA PÉLVIS

segue os padrões dos deslocamentos da parte superior ou inferior que já discutimos. Em geral, uma pélvis apertada, contraída e pequena é associada, ou com imaturidade e falta de desenvolvimento de sentimentos de sexualidade e do impulso instintivo, ou com uma forte repressão desses sentimentos instintivos.

No outro extremo (especialmente em mulheres) podemos achar a pélvis excessivamente larga. Aqui o osso sacro é empurrado para a frente, ampliando a pélvis. As mulheres que possuem esta estrutura, de acordo com nossa experiência, tendem a ser matronais, de certo modo, "hiperfêmeas", e com uma enorme e profunda afetividade. Para elas a pélvis é um repositório de ternura e nutrição. Associados com esta largura aumentada da pélvis estão amontoados quadris, nádegas e coxas moles e descoradas. Nós concebemos esta flacidez como um exagero da posição passiva-receptiva e encontramos muitas mulheres que realmente preenchem esta imagem. São quase figuras arquetípicas. (O pintor Rubens freqüentemente retratava estas mulheres.) Outras, enquanto possuidoras desta característica, lutam com tal passividade e tentam superar sua flacidez com ação, de onde resulta uma boa harmonia entre receptividade e ação. Em outras, tais tentativas mais freqüentemente terminam em sentimentos de mágoa e frustação.

## RESPIRAÇÃO, TRÊS CENTROS E A BARRIGA

Em nossa cultura, a forma idealizada do corpo é a de uma cintura fina e a barriga achatada. Muito dinheiro, muito tempo e grande esforço são despendidos para reduzir o tamanho da cintura. Ainda poucos anos atrás, as mulheres usavam espartilhos que mantinham suas barrigas em constante aperto. Até hoje, a cinta de elástico continua a realizar um trabalho considerável. BARRIGA PARA DENTRO, PEITO PARA FRENTE é o *script* que tentamos seguir ao longo da vida.

Normalmente a parede da barriga se expande a cada respiração. Para evitar isso e ainda nos mantermos dentro dos limites de nosso *script* culturalmente estabelecido, nós conscientemente ou inconscientemente mantemos o peito inflado e os músculos da barriga fortemente encolhidos. Comparemos o fluxo normal da respiração com o tipo "contido" de respiração.

Na figura 25, a área sombreada mostra a extensão normal da respiração. Na respiração controlada o diafragma quase não se move e a barriga permanece "chupada". O tórax pode também ser subinflado ou excessivamente inflado, e há muito pouco movimento. Compare isto com a latitude da respiração normal, onde o fluxo da respira-

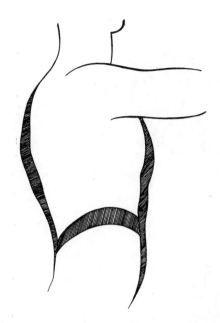

FIGURA 25 — A EXTENSÃO NORMAL DA RESPIRAÇÃO

ção entra no abdômen, permitindo que a barriga relaxe exteriormente. O diafragma é livre e móvel. Nas sociedades primitivas, em marcante constrate com a nossa, a respiração, observa-se, é relaxada e normal. Na realidade, quanto mais primitiva a sociedade, maior é a facilidade com que as paredes da barriga se movem. No nosso mundo, o estado mais natural é encontrado nas crianças bem pequenas.

Qual então, em nossa cultura, é a razão subjacente para a ênfase na respiração superficial e uma barriga fortemente contraída? É realmente uma preferência baseada na vaidade? Ou, como em outras áreas de controle, ela serve para bloquear os sentimentos? Nós começamos a descobrir respostas, observando que a barriga é a área mais exposta e menos protegida do corpo. É macia, tenra e vulnerável. Dentro dela encontram-se órgãos vitais, incluindo nossos intestinos ou "entranhas". Em nossa cultura, raramente espera-se que o indivíduo expresse os sentimentos de suas "entranhas". Nem existe um tempo ou lugar estabelecido para tal manifestação, nem é normalmente estimulada a prosseguir quando aparece. Ao contrário, dizem-nos: "acalme-se" e "controle-se". O temor da manifestação emocional impregna toda nossa maneira de viver. Estamos predispostos a chamar as pessoas de "malucas" quando dão expansão ao ultraje, desespero ou desesperança.

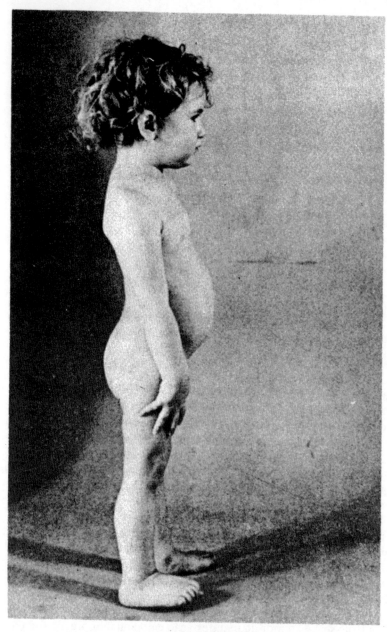

FIGURA 26 — BARRIGA DE UMA CRIANÇA PEQUENA

O curso natural de tal manifestação, a "limpeza" desta reserva de miséria humana é mais freqüentemente reprimida, em vez de ser apoiada e compreendida. Em tal circunstância, a recuperação de nosso equilíbrio mental torna-se deveras difícil.

Somos condicionados a não nos permitir a experiência de nossas próprias emoções mais profundas. Muitas pessoas com as quais trabalhamos, quando encorajadas a aspirar suavemente usando a barriga, começam a liberar sentimentos profundos. À medida que a respiração flui para dentro, as emoções contidas fluem para fora. Freqüentemente ocorre tremor na metade inferior do do corpo. A pélvis pode começar a sacudir espasmodicamente ou balançar e as pernas vibram. Isto geralmente é acompanhado, a princípio, por ansiedade e pânico marcados por um controle da respiração. Se, contudo, a pessoa for encorajada a respirar e continuar sua experiência, dentro de algum tempo a ansiedade e o pânico são substituídos por um sentimento extático de excitação e plenitude.*

Em escolas de ciência oriental o contato é feito com um centro na barriga, localizado na linha mediana, alguns dedos abaixo do umbigo. Este centro tem tido diversas denominações: *Hara* em zen japonês, *Tan Tien* no sistema chinês de Tai Chi, e *Kath* na escola sufi.

Nessas escolas, este centro é considerado como o centro de vitalidade relacionado com nossos impulsos instintivos. Quando o estudante entra em contato total com a energia e força deste centro, ele atinge um novo nível de consciência. Ele é embasado neste centro, e este atua como o centro de gravidade espiritual e emocional. No Ocidente, com mais terapias corporais (tais como *rolfing* e bioenergética), à medida que os bloqueios da respiração no tórax e diafragma são liberados e o centro da barriga é contatado, o indivíduo experimenta uma mudança profunda. Como já observamos, a reação inicial é freqüentemente a de ansiedade. Com coragem e muito trabalho, isto pode ser superado, e ocorre uma experiência nova. Os pulmões absorvem mais ar, os órgãos genitais se tornam mais ativos, as pernas recebem a energia da respiração, e as entranhas se libertam do pânico da constante retenção.

Este centro da barriga pode ser visualizado como tendo "uma mente" própria. Esta "mente" inclui a consciência de nossos impulsos instintivos básicos, nossa sensação de fome e saciedade, nossos impulsos sexuais, nossa percepção mais profunda dos outros e do nosso meio

---

*É essencial para o terapeuta lembrar que esta passagem do medo ao êxtase ou prazer pode ocorrer somente quando ele, o terapeuta, experimenta em si mesmo seus próprios sentimentos profundos. Isto lhe dá condições de aproximar-se do cliente com a mais intensa ternura. Conhecimento sem ternura conduz a uma terapia cerebral estéril, onde as profundas emoções permanecem travadas atrás de uma parede de espasmo muscular. A ternura, por outro lado, leva o terapeuta a servir como um veículo para a liberação de seu cliente.

ambiente. Em contraste com esta mente da barriga, nossa mente da cabeça, ou mente do pensamento, tem idéias sobre o que, quando e como satisfazer nossas necessidades instintivas básicas. Em vez de as entranhas dizerem quando e o que comer, nossa cabeça o faz. Entre a mente da barriga e a mente da cabeça localiza-se a mente do tórax ou a mente do coração. Este é o local de nossas emoções. Sentimentos de inveja, ciúmes, ganância, vaidade e preguiça — assim como amor, generosidade, paz interior e equilíbrio emocional — são centralizados aqui. Com freqüência, o conflito que surge entre a mente da barriga e a mente da cabeça é exprimido pelas emoções do coração e tórax. Nossa mente da barriga pode sentir-se sexualmente realizada, uma vez por semana, enquanto nossa mente da cabeça nos impulsiona a ter mais relações. A mente do tórax, presa entre os dois, experimenta isto como um desejo desequilibrado. O sexo, o desejo, o ciúme, a inveja, a gula, tudo começa a encontrar expressão como emoções profundas e sinceras. Diálogo interior e estática enchem o organismo. O coração começa a bater vigorosamente. A respiração pode tornar-se superficial e rápida ou suspensa. A cólera e irritabilidade surgem à menor provocação. A mente da barriga, em face deste tremendo tumulto, tenta proteger-se contraindo o diafragma e os músculos da barriga, desta forma reduzindo as emoções que a inundam. À medida que as exigências destas emoções não equilibradas persistem, a barriga e os intestinos se contraem cada vez mais. Isto pode às vezes resultar no desenvolvimento de moléstias tais como colites, úlceras ou até câncer.

Em resumo, podemos dizer que a mente da barriga encerra uma consciência fundamental e instintiva. Por meio desta consciência, tenta manter sua própria integridade, cortando aqueles impulsos de energia de fora de si mesmo (tórax e cabeça) que não estão em harmonia com suas próprias necessidades. O verdadeiro equilíbrio no corpo ocorre quando os três centros, a cabeça, o tórax (peito) e a barriga, estão funcionando harmoniosamente. Com todos nós estamos conscientes, em nossa cultura contemporânea a mente é altamente treinada e colocada no controle da mente da barriga, instintiva, inferior, resultando em freqüentes reações emocionais confusas e desequilibradas. Na situação contrária, nós agimos a partir de nossos instintos ou impulsos de energia básica. Nossas cabeças acompanham esta energia integrando informação interna e externa de maneira a atingir a satisfação do corpo. Nossas emoções neste caso refletem as necessidades verdadeiras de energia de nosso corpo.

Há três áreas nas quais o fluir da energia pode ser interrompido: a garganta, o diafragma e a base do abdômen. Na área da garganta, a contração ocorre toda vez que o centro da nossa cabeça nos pede para dizer algo emocionalmente difícil ou falso, isto é, não em harmonia com nossa vida interior instintiva. O diafragma contrai-se toda vez que nossos sentimentos profundos são suplantados pelas idéias de nossa cabeça. A área que cruza a base do abdômen contrai-se, paralisando a pélvis e interrompendo sensações genitais toda vez que nossa cabeça dita quando, como e onde fazer sexo sem harmonizar os ditames dos centros de nossa barriga e coração.

Parece aos autores que as misérias difundidas em nossa cultura contemporânea, nosso terrível isolamento e alienação, nossa fria destrutividade, são em grande parte devidas à falta de contato com nossa própria vida visceral instintiva. Enquanto continuarmos a educar em excesso com as estruturas da mente, nossa vitalidade sofrerá. Enquanto permanecermos nesta *head trip* (''viagem mental'') maciça, nenhuma solução real pode evoluir. Somente pela recuperação do conhecimento interior e ajustamento da vida moderna às suas exigências pode ocorrer uma grande mudança.

A importância das relações certas entre estes três centros era conhecida dos antigos. Uma carta do baralho de tarô pode servir como exemplo.*

Na carta denominada ''O Homem Enforcado'', o homem está de cabeça para baixo. O centro de sua barriga está em cima, o centro de sua cabeça, embaixo. Ao redor de sua cabeça há um halo luminoso. Esta carta declara que a passagem para o esclarecimento (a que significa o equilíbrio adequado dos centros) exige o domínio da barriga sobre a cabeça. Claro que ficar de cabeça para baixo pode ser muito desconfortável. Leva tempo para ocorrer a mudança do domínio do centro da cabeça para a barriga. Este período doloroso é também simbolizado pela posição do homem enforcado. Em nossa experiência clínica, o paciente realmente pode passar por uma fase de sentir-se de ''cabeça para baixo'', à medida que a ansiedade da perda de controle da mente racional lentamente se dissipa. Nossas cabeças estiveram no controle por tempo demasiadamente longo e não se desligarão disso sem uma intensa luta. Acreditamos que esta exagerada ênfase no controle pela cabeça é a razão real, subjacente, para nossa quase irremovível preferência por aquela cintura firme, estreita e elegante.

Uma vez que a cintura apertada, comprimida, interfere com a respiração e desmente um medo de expressão emocional plena, desvios deste mal concebido ideal revelam outros traços psicológicos. A forma da barriga pode ser bastante variável, como pode ser visto na figura 27, uma série de exemplos masculinos. De todas as formas inu-

---

* As cartas de tarô foram usadas por sociedades místicas durante milhares de anos, sendo possível terem surgido primeiramente no Egito. Descrevem a passagem do homem do sono espiritual para um estado de vigília.

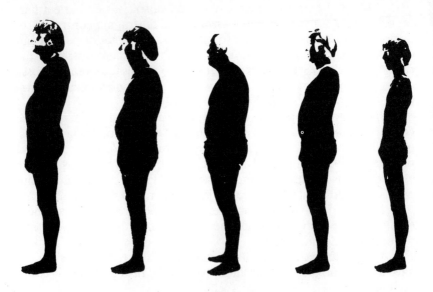

FIGURA 27 — A BARRIGA (SÉRIE MASCULINA)

meráveis possíveis, delineamos quatro formas básicas.* Estas são: aumento de metade superior, aumento da metade inferior, aumento total e achatada.

Uma vez que muito pouco tem sido realizado nesta área específica, somente observações genéricas podem ser feitas e mesmo assim somente experimentalmente. Contudo, uma firme impressão realmente surge: a de que uma barriga harmoniosamente relaxada, modulada, não obesa — uma barriga que permita a passagem da onda respiratória — é associada com vitalidade plena e abertura para o sentimento. É a barriga que encontramos nos inocentes, nos muito jovens e no tranqüilo aborígine.

De todos os fatores que parecem importantes em determinar o significado das várias formas da barriga, tais como tamanho, mobilidade, tônus, calor e cor, a postura global parece ser o mais significativo. Uma área única do corpo pode ser avaliada sem se considerar o todo. Uma pessoa com uma oscilação para trás e uma barriga protuberante, embora parecendo descontraída não pode ser considerada como sem bloqueios, movimentando a respiração livremente para o

---

* Esta representação gráfica, assim como algumas das observações clínicas que se seguem, são em parte tiradas da obra de George Groddeck. Veja *The Book of It*.

centro da parte inferior da barriga. Certamente descobrir-se-á que ela possui algum bloqueio entre as metades superior e inferior em algum lugar de suas costas. A quarta posição, penúltima na figura 27, quando vista somente do ponto de vista da forma da barriga, poderia ser considerada como exemplo de um fluxo de energia aberto, harmonioso e tranqüilo. Um exame de sua postura total mostra que ela está bastante curvada, e certamente deve estar prendendo energia no meio de suas costas.

Cada uma das quatro formas básicas delineadas acima possui algum significado psicológico a elas associado. Estudaremos uma de cada vez.

A barriga que é aumentada na sua metade superior é encontrada principalmente nos homens. Homens com esta forma geralmente dedicam-se, ou estão habituados, a trabalho físico pesado. Via de regra, têm a aparência grosseira e bastante masculina. (Veja a postura um, na figura 27.) Se o leitor comparar sua forma com a da criança, na figura 26, o mesmo aumento acima do umbigo será notado. Podemos ponderar que esses homens rústicos ainda carregam consigo a criança que foram uma vez. Talvez, como diz Groddeck, em cada homem exista um menino. Este formato também pode ser parte de um arremesso geral para cima encontrado em pessoas com grandes deslocamentos segmentais.

Quando o aumento ocorre na parte inferior da barriga, nós temos o nosso segundo tipo básico. Se for exagerada, indica que o fluxo de energia para a pélvis inferior e as pernas é fortemente bloqueado. Em outros casos, em que a base da barriga é cheia mas não obesa, tépida ao tato, e receptiva ao fluxo da respiração, pode-se esperar que o indivíduo possua bom contato com o centro vital da base da barriga. Foi investigado por Groddeck que, quando um aumento extremo ocorre na mulher, pode indicar um profundo desejo inconsciente de gravidez. (Nossa própria experiência clínica com este tipo é demasiada limitada para nos permitir comentários.)

Nenhuma das posições, na série masculina, cabe neste tipo de barriga, mas na figura 28, toda uma série de posições femininas demonstra isto. A posição três, nesta série, enquanto exibindo um exagero na barriga inferior, começa a aproximar-se do terceiro tipo básico, um aumento total.

Embora algum grau de obesidade esteja presente neste exemplo, esta estrutura pode parecer um terceiro tipo idealizado. Há aqui, entretanto, uma diferença importante. O excesso de peso, de acordo com nossa experiência, com um abdômen fortemente acolchoado, é mais freqüentemente associado com a falta de contato com o centro da barriga. É provável que exatamente esta falta de contato seja responsável pelo indivíduo que constantemente come em excesso, até a saciedade. Onde o aumento ocorre por toda parte, sem obesidade, a forma é compatível com a boa energia fluindo para o centro da base da barriga e um índice de boa saúde e vitalidade. Já discutimos o último tipo básico, a barriga achatada e contraída. A última posição na figura 27 é um bom exemplo.

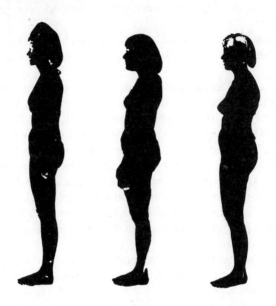

FIGURA 28 — A BARRIGA (SÉRIE FEMININA)

## O ELO PRIMITIVO

O umbigo, ou botão da barriga, divide a barriga em metades superior e inferior. Esta estrutura atua como um lembrete constante de nossa origem. Somos feitos de carne e sangue e entramos neste mundo ligados a nossas mães, recebendo alimento através do cordão umbilical. Algumas vezes, este alimento poderia ter sido menos do que o necessário. A mãe que, por qualquer razão, experimentou emoções negativas em relação à criança no ventre, mesmo quando ela crescia dentro de si, pode muito bem ter cortado um pouco da energia vital que ela possuía disponível para esta finalidade. Às vezes, a saúde física deficiente ou o desgaste emocional não relacionados diretamente com a criança podem resultar em cargas de energia diminuídas para o feto em desenvolvimento. Nós carregamos esta herança dentro de nós como um *quantum* de energia vital. Em decorrência disso, em um nível mais espiritual, o umbigo nos faz lembrar que somos todos filhos de nossas mães físicas, mas que, por um curto tempo, estamos fisicamente livres para viajarmos pela vida, experimentando toda sorte de crescimento e realização de que somos capazes. É também uma lembrança de nossos profundos laços para com a nossa mãe espiritual ou cósmica. O Todo criador, no qual cada um de nós está mergulhado. Nós estamos vivendo exatamente agora neste ventre que é o Universo, e toda a energia que nele existe.

Nossa relação com nossa mãe cósmica é paralela àquela com nossa mãe física. Naquela primeira ligação está a semente de todas as expectativas e realizações futuras. Se no útero e no primeiro meio ambiente extra-uterino formos mal alimentados, acharemos emocionalmente difícil receber quaisquer energias. Em algum lugar, dentro de nós, a experiência de não receber amor pleno e afeto encontra-se impressa. Nós nos tornaremos desconfiados, incapazes de abrirmo-nos para o alimento disponível ao nosso redor. Os autores observaram uma série de indivíduos que, na sua estrutura física, refletem esta falta de alimento umbilical direto.

Mesmo após o nascimento, o primeiro relacionamento com a mãe possui a qualidade de um cordão umbilical. O recém-nascido leva um tempo considerável para diferenciar-se de sua mãe. Até fazê-lo, a mãe e a criança podem ser quase considerados como um único campo de energia. A falta de uma troca satisfatória dentro deste campo pode ser vista de diversas maneiras. Uma forma primária compreende todas as características que resultam de possuir níveis baixos de energia. A magreza do corpo, fraqueza, subdesenvolvimento, dependência, uma estrutura física caída e uma inevitável busca de terceiros para obter apoio, são alguns dos resultantes. Todos estes decorrem diretamente da falta de nutrição e de níveis baixos de energia, que esta falta acarreta.

## OS ÓRGÃOS INTERNOS

Certamente outras qualidades físicas também nos revelam este elo primitivo. Elas têm a ver com a relação entre as funções dos órgãos e a personalidade. Os gregos antigos, por exemplo, reconheciam quatro disposições de temperamento: sanguíneo, melancólico, fleugmático e colérico, cada um lidando respectivamente com o sangue, espírito inferior (energia), fleugma e bílis. Um sistema muito mais sofisticado pode ser encontrado na medicina chinesa. Voltando no tempo, até a antiguidade, aprendemos que todos os diferentes órgãos do corpo são associados com qualidades mentais e emocionais diferentes. Quando um órgão não está funcionando adequadamente, ocorre uma mudança de cor na pele, especialmente em redor dos olhos, têmporas e boca. A cor ou nuança de cor varia de acordo com cada um dos órgãos. Embora tênue, pode ser reconhecida.

No caso de um indivíduo cujo laço primitivo com a mãe foi perturbado de maneira a produzir falta de alimento emocional e físico adequado, a cor notada com mais freqüência é a rosa. Esta é a cor do intestino delgado que, antes do nascimento, pode ser observada, estendendo-se até o cordão umbilical. No adulto é o órgão principal da absorção. Através dele nós recebemos nutrientes dos alimentos que ingerimos. Não podemos sobreviver sem ele. Em um indivíduo com a coloração rósea, o perfil da parede da barriga mostrava uma protuberância definida no nível do umbigo. Talvez a tríade de (1) psicologicamente experimentar a mãe como fria e não nutridora, (2) uma coloração rosa e (3) um abdomên protuberante ao nível do umbigo possa ajudar a identificar esses indivíduos. Uma outra indicação útil é que a maioria desses indivíduos "rosados" possuem excesso de peso, talvez porque busquem o alimento que nunca tiveram. Clinicamente, a relação da coloração rósea com a disfunção do cordão nunca foi elucidada satisfatoriamente para os autores. A experiência de mais de três mil anos de medicina chinesa, entretanto, tende a emprestar apoio adicional a este relacionamento. A tabela 1, que se segue, faz uma lista dos órgãos do sorpo, suas funções psicológicas relacionadas, e as sutis colorações da pele que indicam disfunção. (Para informação mais detalhada, veja *The Yellow Emperor's Classical of Internal Medicine*, University of California Press, 1972).

## TABELA I

### ÓRGÃOS, CORES PROJETADAS E FUNÇÕES PSICOLÓGICAS

| *Órgãos* | *Cor da Disfunção* | *Funções Psicológicas* |
|---|---|---|
| *Órgão de Fogo (Grupo Vermelho)* | | |
| | Vermelho, com nuanças ligeiramente azuladas | Satisfação, alegria, controles de impulso, vida emocional. |
| Intestino Delgado | Rosa | Afeição, ligação com a mãe física e espiritual, absorção, separação puro-impuro. |

| | | |
|---|---|---|
| Tríplice Aquecedor | Vermelho-laranja | Força, vibração, afeição em relação ao cônjuge, filhos e amigos. |
| Circulação do Sexo (funções sexuais e regulagem hormonal do sangue) | Roxo-avermelhado | Energia sexual, vitalidade emocional, protetor do coração tanto física quanto emocionalmente. |

### Órgãos da Terra (Grupo amarelo)

| | | |
|---|---|---|
| Estômago | Amarelo-escuro | Pede afeição e compaixão. |
| Baço | Laranja | Movimento de energia, entusiasmo em oposição à apatia. |

### Órgão de Metal (Grupo branco)

| | | |
|---|---|---|
| Pulmões | Branco puro, brilhante | Controla a energia e respiração, inspiração (fadiga emocional e claustrofobia). |
| Cólon | Madrepérola branco concha | Elimina desperdícios psicológicos, age ritmicamente quando estamos no "fluxo". |

### Órgãos de Água (Grupo azul)

| | | |
|---|---|---|
| Bexiga | Azul-escuro | Impede que nos afoguemos em nossas emoções. |
| Rim | Pastel, azul-claro | Armazena energia, limpa a psique, assim como o sangue, força de vontade. |

### Órgãos de Madeira (Grupo verde)

| | | |
|---|---|---|
| Fígado | Verde bem escuro | Clareza de visão, senso de segurança (ou insegurança), habilidade de organizar planos adequados (raiva e ciúmes). |
| Vesícula biliar | Verde-amarelado pálido | Habilidade para tomar decisões independentes, clareza de pensamento. |

A fim de esclarecer mais detalhadamente o que foi dito acima estamos incluindo a seguinte síntese resumida da relação dos órgãos para com as funções físicas e emocionais, como são encaradas na medicina tradicional chinesa.* O homem contém dentro de si os cinco elementos básicos da natureza dos quais o universo é composto. São eles: *fogo, terra, metal, água* e *madeira*. Suas respectivas cores são: o vermelho, o amarelo, o branco, o azul e o verde. Quando colocados em um círculo, como os chineses fazem ao observar estes elementos, suas inter-relações podem ser facilmente observadas.

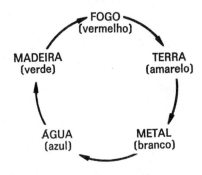

A água alimenta a Madeira e a Madeira alimenta o Fogo e do Fogo vêm as cinzas gerando a Terra e os minerais nela contidos (Metal). Cada um desses elementos contém, por sua vez, vários órgãos ou sistemas de controle metabólicos. Como já mencionamos, associada a cada um está a nuança da cor de sua cor natural. Em decorrência disso, o intestino delgado, que nesse sistema é um órgão de fogo (elemento vermelho), tem uma cor rósea. Os chineses encaravam o homem como um ser unitário cujos descontroles físicos e emocionais refletem aspectos diferentes do desequilíbrio na sua energia vital.

No caso do sistema nervoso, há pouca experiência clínica que vá além da observação de que interrupções na função são associadas com o lilás e a cor da alfazema.

As funções psicológicas associadas são, como seria esperado, relacionadas com o equilíbrio emocional e movimento.

Com o uso do sistema acima é possível fazer uma análise da função do órgão do indivíduo e correlacionar com os aspectos de seu estado emocional e psicológico. Em certo sentido, este sistema permite que olhemos diretamente no âmago de uma pessoa. Por exemplo, um indivíduo passando por uma crise foi encaminhado para um de nós.

---

* Somos gratos ao professor Jack Worsley, da Faculdade Chinesa de Acupuntura do Reino Unido, pelos esclarecedores ensinamentos que nos trouxe com este material.

Ele entrou completamente arrasado e fatigado, deprimido que estava já há três semanas. Sentimentos de desespero o dominavam subitamente e ele não podia parar de chorar. Ao olhar para a coloração ao redor de seus olhos e suas têmporas, podia-se ver um pálido azul-pastel. (Seu rosto, no aspecto geral, tinha uma cor relativamente saudável.) Ele havia perdido cerca de cinco quilos e parecia muito magro ao redor da cintura e da parte inferior do abdômen. A cor azul-pálido sugeria um problema urinário. Sua postura, coxas viradas para dentro, o púbis recuado e a barriga muito contraída, sugeria fortemente alguém que necessitava urinar e estava se controlando. Ele muito rapidamente identificou-se com a postura, lembrando-se do problema de fazer xixi na cama como a mais dolorosa provação de sua infância. Algumas manipulações simples no corpo e uma liberação expressiva de ódio foram suficientes para devolver-lhe algum sentimento de normalidade. Nesse indivíduo, as relações entre postura, disfunções orgânicas, cor sutil do rosto e funcionamento psicológico pareciam muito claras.

## DIAFRAGMA E TÓRAX

O diafragma é uma parte da estrutura do âmago. É um revestimento muscular e tendinoso estendendo-se pelo corpo, da coluna até as costelas na parte anterior. Separa o coração e os pulmões da cavidade abdominal, e é de importância vital em regular o fluxo de energia no corpo. Quando não está se movendo livremente, a onda de respiração é presa ao nível das costelas inferiores (veja figura 25, p. 81). Pela nossa experiência, o progresso significativo na terapia tem início quando o diafragma começa a mover-se livremente. Antes dos bloqueios do diafragma serem liberados, o indivíduo é incapaz de vitalizar o centro de sua barriga inferior e entregar-se à vida não racional e instintiva dentro dele. O termo "esquizofrênico" significa mente dividida ou coração dividido. Poderia também facilmente significar uma ruptura no diafragma. Pelo que sabemos, quase todos os pacientes muito perturbados mostram um grave bloqueio no diafragma. Certamente, o esquizofrênico, que às vezes é capaz de fazer grande mal físico a si próprio sem qualquer dor aparente, está separado de sua barriga inferior, seu centro instintivo. Na nossa sociedade, onde um grau sempre crescente de alienação pessoal e interpessoal é endêmico, não é surpreendente que um bloqueio no diafragma seja a descoberta clínica mais comum. A pessoa com problemas emocionais, quase sem exceção, tem disfunção em sua respiração.

Abaixo do diafragma encontra-se a grande cavidade abdominal, contendo os órgãos do metabolismo e do sexo. Os órgãos da digestão, também contidos no abdômen, especialmente o intestino delgado, fornecem o combustível e o fogo necessários à vida.*

Acima do diafragma está a cavidade torácica, contendo as duas grandes bombas do corpo: o coração e os pulmões. Os pulmões absorvem o ar, alimentando os órgãos de fogo e conseqüentemente mantendo uma chama em nosso interior. O encontro entre o ar e o fogo se realiza exatamente acima do diafragma, iluminando a base do coração (a chama de uma vela dentro de nós) e dando-lhe a energia da vida. Quando nossos corações são abertos e espontâneos, a energia dessa chama se move através de todo o nosso ser. Nossa pele é tépida, nossa voz alegre, nossos olhos brilham, nosso temperamento suave e nutridor. Assim, dentro de nosso peito é o lugar de encontro do fogo e do ar. O grande bombear dos pulsos se estende e suga energia do ar; então transmite-a ao coração que, em fortes contrações, projeta-a por todo o corpo.

Portanto, é essencial uma compreensão do movimento do tórax e dos pulmões para perceber-se a totalidade da força vital ou vitalidade em um indivíduo. É dentro do peito que percebemos a energia de nossos impulsos e paixões. Observe a intensidade da expressão "Meu coração palpita por você". As emoções da inspiração repousam dentro do tórax. Naturalmente isto inclui nossas visões, nossas relações com as energias ao nosso redor, nossas intuições e nossa espiritualidade. "Inspirar" significa receber o Espírito.

O tórax pode variar na quantidade de ar que absorve em cada respiração, resultado da quantidade de energia que está sendo despendida, e da quantidade de oxigênio necessária. Uma respiração compassada deve suprir o indivíduo com o oxigênio suficiente para manter seus tecidos bem providos. Deve também fornecer bastante ar para prover o organismo com quantidades suficientes da sutil energia do prana. Contudo, o que temos aprendido através de nosso trabalho diário com as pessoas é que a respiração insuficiente, aliada ao espasmo do diafragma, é quase uma condição universal. É como se não ousássemos viver plenamente. Mantemo-nos semimortos. Quando nos esforçamos, descobrimos que não podemos agüentar qualquer entrada de ar eficiente, por muito tempo. (Qual de nós, com a idade de trinta anos e sem treinamento, pode correr meio quilômetro sem fraquejar?) A vela dentro de nós queima muito rapidamente. Os autores estão convencidos deste conceito básico da antiga disciplina de hata-

---

* Os órgãos do sexo são também órgãos de fogo contendo o calor e o fogo necessários para a criação da nova vida. Através deles, ocorre a maior alquimia; um ser vivo, inteiro, é criado por um processo de fusão biológica no qual está incluído o potencial para a consciência. Este é o salto evolutivo da humanidade.

ioga: muitas doenças desapareceriam se o homem inalasse o ar plenamente (e o prana).

É uma fato clínico que, quando as pessoas em terapia começam a respirar de forma plena, elas rapidamente aumentam sua energia disponível. De fato, apenas estimulando a respiração isolada freqüentemente descobrimos que muitas pessoas entram em contato com emoções e sentimentos reprimidos. O aumento da chama da vida dentro do peito começa a mobilizar as emoções reprimidas do coração e pulmões. Uma das emoções que vêm à tona freqüentemente é a de desejo intenso, desejo intenso por amor e afeição. O soluçar intenso e magoado ocorre, às vezes libertando os soluços refreados de uma vida inteira. A criança, cujos soluços foram interrompidos muito tempo atrás, com freqüência ressurge. Estes são momentos de grande impacto emocional tanto para o cliente quanto para o terapeuta. (Se o leitor tirar um momento para suspirar profundamente, ele pode experimentar uma rápida sensação de melancolia e ansiedade encontrada no peito.)

O tórax ideal possui uma forma oval. Quando é observado transversalmente, seu diâmetro periférico é maior do que o seu diâmetro de frente para trás. Com a respiração, o tórax se expande em ambas as direções. Também alonga seu eixo vertical quando o diafragma desce. As costelas, por sua vez, abrem e fecham de modo muito semelhante a venezianas. Enquanto tudo o que foi descrito acima está acontecendo, a coluna espinal também alonga-se e endireita a espinha lombar inferior, enquanto a pélvis vai para a frente. Isso estabelece uma onda de movimento ao longo de toda a medula espinal, trazendo a cada respiração uma pulsação no sistema nervoso central (medula espinal e cérebro). Na verdade, o fluido espinal é realmente enviado ao longo dos canais centrais dessas estruturas.

Aqui, então, vemos as inter-relações entre a energia na respiração e a energia no sistema nervoso. Cada respiração traz um impulso abastecendo os tecidos nervosos. Quando um organismo está respirando plenamente e se municiando, os olhos, que são um espelho direto para o sistema nervoso, tornam-se brilhantes e luminosos.* Infelizmente, pelas muitas razões mencionadas através deste livro, o peito não se expande adequadamente na maioria das pessoas. Não é apenas o volume da respiração que se encontra diminuído, mas a maneira de distribuição da respiração que também está prejudicada. Por exemplo, se a onda da respiração não incluir uma descida apropriada do diafragma com alongamento da espinha e oscilação da pélvis, o tecido nervoso ficará com pouca carga. Isto é verdadeiro mesmo quando

---

* Os olhos realmente são uma extensão do tecido nervoso do cérebro.

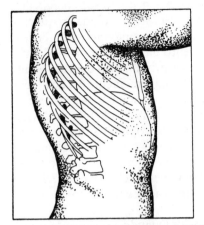 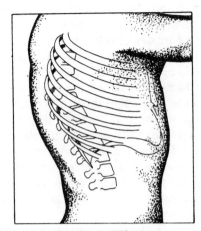

FIGURA 29 — MOVIMENTO DAS COSTELAS DURANTE A RESPIRAÇÃO

uma pessoa respira muito rapidamente. A importância da forma da onda da respiração não deve ser subestimada. A despeito de muitas variações e detalhes menores, três tipos básicos de estrutura do tórax podem ser observados: superexpandido, caído e assimétrico.

O tórax superexpandido apresenta uma queda mínima durante a expiração. Ele é mantido em uma posição tensa e inflada, formando como que uma parede de músculos protetores e duros ao redor do coração e dos pulmões. Esta parede, envolvendo os músculos das costas assim como os da caixa torácica e a frente do tórax, circunda completamente aqueles órgãos. O coração e os sentimentos do coração são mantidos trancados atrás desta parede.

Em indivíduos com o peito superexpandido encontramos um temor de absorver energia de fora, a qual envolve a energia de relacionamentos. O temor é o de amolecermos, abandonando a nossa guarda, diminuindo o nosso ritmo. Estas pessoas "ficam do lado de dentro"; elas ficam dentro dos limites de regulamentos e programações (muitos dos quais elas arquitetaram para si mesmas); permanecem dentro de um rígido sistema de atitudes de como as pessoas devem agir; ficam dentro de uma moldura racional, lógica e intelectual que quase sempre deixa de compreender os aspectos emocionais e intuitivos de suas interações. Há um orgulho determinado nessas pessoas e uma forte ênfase sobre a realização e o sucesso.

Quanto mais controlado e expandido o tórax, menos fluida é a personalidade. A mais impressionante observação sobre esses indivíduos é sua inabilidade de exalar, de liberar o ar contido dentro de si. O tórax resiste colapsando. Esses indivíduos não se libertam com facilidade. Quando o fazem, quer através de encorajamento ou de aplicação de força direta, um choro intenso pode resultar. Um desejo de ser livre, naturalmente, é sentido com freqüência.

O tórax colapsado é mais intimamente associado com uma falta básica de vitalidade emocional. A quantidade de respiração inalada não é bastante adequada para ativar o sentimento pleno. A cor da pele é geralmente pálida e os olhos parecem enevoados ou opacos. Os relacionamentos dessas pessoas são ausentes de vibração. O baixo nível da respiração leva inevitavelmente a um nível baixo de energia.

Na aparência física, e freqüentemente em sua história emocional anterior, é como se essas pessoas recebessem uma agressão no centro de seu tórax. Foram profundamente feridas. Seus corações são afundados para trás e fechados. O sentimento geral que elas projetam é de cansaço, mágoa e necessidade de apoio. A depressão, emocional e estruturalmente, no centro do peito, marca este tipo de indivíduo, e a respiração profunda o coloca em contato com sua mágoa. Ao limitar sua respiração, o confronto com a dor é evitado. Uma vez que ele começa a respirar mais plenamente ao passar pelas experiências de sensação e de expressão, e assim integra esta mágoa profunda e a dor e o medo da dor que se segue a isso, seu nível de energia muda. Torna-se mais vivo.

O terceiro grupo, o tipo assimétrico, é na realidade composto de vários subgrupos. (Um exemplo pode ser visto na figura 12 p. 64). A assimetria entre os lados esquerdo e direito, assim como nas partes superior e inferior, é claramente observada. Nas pessoas com assimetria marcante, a forma e a profundidade da respiração são prejudicadas. Mais freqüentemente são encontrados os aspectos psicológicos do tipo de tórax caído. A assimetria do tórax geralmente as traduz em uma assimetria total do corpo. Em sua composição emocional, esses indivíduos demonstram uma falta de equilíbrio e divisões em sua atitudes. Em geral, uma torção no corpo é associada com torções psicológicas e emocionais.

Como dissemos, nunca vimos uma pessoa perturbada que não tivesse alguma anormalidade em sua respiração. Talvez isto esteja relacionado com o fato de que o centro do tórax é a sede das emoções, onde a energia do ar, como o oxigênio (e o prana), funde-se com o nosso ser material, dando-lhe a fagulha necessária para o funcionamento saudável. Em termos de fisiologia ocidental, as síndromes associadas com a ventilação reduzida, tais como as das falhas no cora-

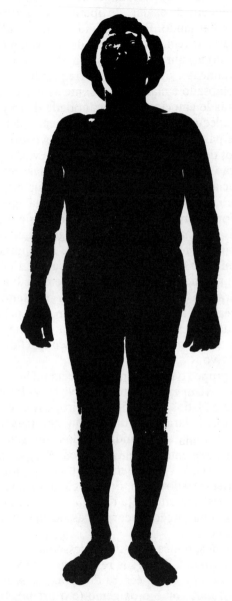

FIGURA 30 — O TÓRAX SUPEREXPANDIDO

ção e pulmões, são também comumente associadas com a fadiga e instabilidade emocional. A personalidade denominada "neurastênica" exibe, sem dúvida, dificuldades respiratórias. O indivíduo é descrito como tendo um corpo alto e esguio, com peso abaixo do normal, taquicardia (batidas rápidas do coração), pressão baixa, temperatura baixa e taxa metabólica basal. Além disso ele é descrito como tendo ataques intermitentes de dor no peito e respiração rápida e pouco profunda. Em alguns casos, considera-se que esses "neuróticos astênicos" representem casos de esquizofrenia precoce*. A descrição clínica acima aproxima-se bastante da descrição de muitos dos aspectos que deparamos no tórax tipo dois. Estes últimos tórax são também freqüentemente associados com o tipo característico da energia oral ou baixa que já descrevemos.

## OMBROS

De um lado ao outro da parte superior do tórax, na realidade montados nele como uma canga sobre bois, situam-se os ombros. Eles são partes do sistema de ação ou sistema extrínseco, e deveriam ser livres para mover-se sem repressão pelos músculos que os unem ao tórax. É somente com o movimento livre e sem impedimento dos ombros que podemos nos utilizar totalmente de nossos braços e mãos. São as nossas mãos, com o movimento do polegar, que fundamentalmente nos permitem desenvolver expressões criativas negadas às outras espécies. O alcançar, o agarrar, o uso de ferramentas e armas estão intimamente ligados à função dos ombros.

Os ombros são tradicionalmente associados as trabalho, à responsabilidade ("carregando nossos fardos nos ombros") e, em geral, à ação. A força de um homem é observada pelos ombros largos e musculosos. Nossa capacidade de atacar, de avançar e de apanhar o que queremos, de agredir, quando com raiva, ou de remover obstáculos — tudo envolve os ombros. Quando estamos fatigados, sobrecarregados, ou desesperançadamente bloqueados, os ombros o demonstram.

Podemos observar diversos desvios estruturais da anormalidade. Nesses casos os ombros podem ser puxados para trás, para a frente, para cima, podem ser demasiadamente estreitos ou largos, caídos, parecem muscularmente arredondados ou superdesenvolvidos. A figura 32 mostra algumas dessas variações.

A foto um mostra os ombros sendo puxados para a frente. Isto é sempre associado com alguma fraqueza da parte superior do tórax, e pode ser observado como parte da repressão das emoções do tórax.

---

* Do *Current Diagnosis and Treatment,* por Marcus A. Krupp, M.D. e Milton J. Chatton.

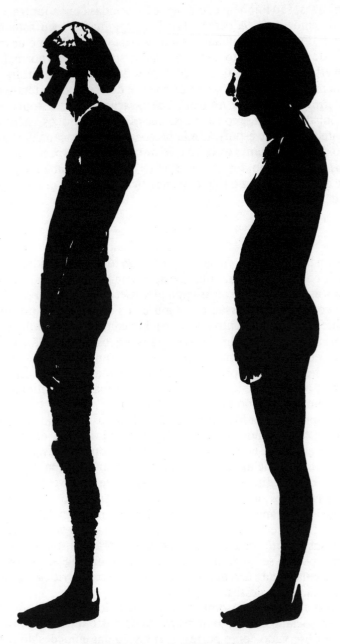

FIGURA 31 — O PEITO CAÍDO

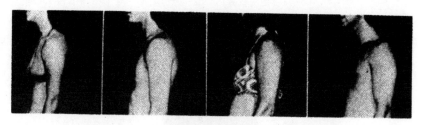

FIGURA 32 — VARIAÇÃO NA FORMA DOS OMBROS

Em muitas mulheres, com o rápido crescimento dos seios durante a puberdade, os vários tabus sobre estes como órgãos sexuais tornam-se fortes fatores no desenvolvimento emocional e podem levar ao encolher dos seios, tórax e ombros, em uma atitude de vergonha, encabulamento e autoproteção.

Em algumas pessoas, os ombros são puxados para cima, assim como para a frente. Esses indivíduos podem ser visualizados como se encolhendo dentro de si mesmos, de certa maneira à semelhança das tartarugas. Eles estão literalmente enfiando suas cabeças em seus ombros. Psicologicamente, o mesmo encolhimento está presente no medo, na falta de afirmação e numa vaga sensação ameaçadora de punição.

Na foto dois, da figura 32, a posição dos ombros é quase normal. Embora nessa pessoa a linha do ombro não caia completamente ao longo da linha lateral idealizada da figura 5, p. 47, ela não apresenta qualquer aberração marcante. A foto três, na mesma série, é transitiva. Na foto quatro, vemos os ombros nitidamente puxados para trás. Essa posição é mais freqüentemente associada com a repressão da raiva e o temor de agredir. Quando essas emoções são finalmente liberadas, descobre-se que elas são muito fortes e até violentas. A cólera e a raiva nestas pessoas são também observadas na posição da mandíbula, que é arremessada agressivamente para a frente. Uma das pistas ao avaliar a posição dos ombros é sua relação com a cabeça. Em geral, se a cabeça é expressivamente arremessada para a frente, os ombros serão puxados para trás.

Em outra variação, os ombros podem ser excessivamente largos para as proporções gerais do corpo. Esse tipo de desproporção já foi discutido na seção dos deslocamentos das partes superior e inferior (p. 62). Os ombros são superdesenvolvidos, indicando que o indivíduo está predisposto a realizar as funções do "agir" das extremidades superiores. Ele está pronto para enfrentar os desafios de produzir e ser um "homem" no mundo. Quando nos deparamos com ombros

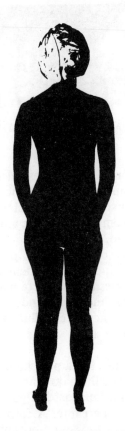

FIGURA 33 — OMBROS LARGOS

excessivamente largos e desenvolvidos em uma mulher, com freqüência descobrimos que, em um nível profundo, ela passou pela experiência de ter de realizar e assumir funções que, em geral, em nossa cultura, são atribuídas aos homens.

Por outro lado, os ombros podem ser demasiadamente estreitos ou frágeis. Aqui a situação contrária pode ocorrer com o indivíduo, a quem falta desenvolvimento para assumir os fardos da vida. Ele pode se sentir fraco e incapaz de sustentar suas ações. Suas funções de "realizar" são prejudicadas. Esta estrutura dos ombros é freqüentemente observada em pessoas cuja queixa principal é não ter energia bastante para realizar as coisas. Se os ombros também pendem, está

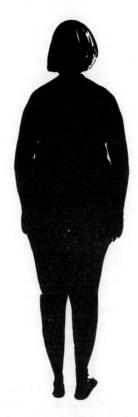

FIGURA 34 — OMBROS ESTREITOS

subentendido um prejuízo mais grave da habilidade de funcionar. Tais pessoas têm grande dificuldade de assumir seus próprios destinos.

Os ombros excessivamente arredondados (veja figura 9, p. 57) estão sempre associados a aumento do desenvolvimento muscular nesta área. O sentimento básico é o de estar sobrecarregado. Pelo "peso" carregado o corpo inclina-se para a frente (causando o arredondamento), respondendo a esta pressão através do aumento no tamanho dos ombros e da musculatura superior das costas. Esta postura é freqüentemente observada em indivíduos que têm grande dificuldade em expressar-se. É como se seus impulsos estivessem sendo esmagados pela mesma carga, que pode ser facilmente imaginada como descansando sobre suas costas largas.

# ROSTO

De todas as partes do corpo, nenhuma é tão diretamente expressiva como essa complexa unidade de estrutura que denominamos de rosto.* Da mesma forma como o resto do corpo exprime padrões de controle emocionais fixos, ou bloqueios de energia, o mesmo faz o rosto.

Através de uma personalidade fluida e aberta pode-se demonstrar, por um período de tempo, um vasto número de diferentes expressões faciais; as expressões de um indivíduo com bloqueios emocionais habitualmente variarão em torno de um determinado padrão estabelecido. Se o bloqueio originou-se no princípio da vida, as estruturas da face podem indicar a mesma emoção subjacente, conforme o padrão determinado. São exemplos a boca fina e apertada expressando amargura ou os olhos apertados e intensos brilhando com desconfiança. Várias expressões facilmente reconhecidas são: curiosidade, surpresa, ansiedade, medo, pânico, terror, aborrecimento, culpa, hostilidade, ódio, raiva, desejo, fadiga, dor, sofrimento, cinismo, desprezo, desgosto, inocência, confusão, excitamento, felicidade, alegria, satisfação, paz, euforia.

Há tantas delas que nenhuma listagem poderia fazer-lhes justiça.

Quando a vida emocional de uma pessoa é explorada, geralmente descobrimos um tema central em torno do qual sua vida se move. O nosso mundo pode ser abordado com uma sensação constante de terror, sofrimento incessante, medo de sermos censurados. Um rosto imutável é a máscara que exibimos ao mundo. Talvez ao darmos a impressão de "burros" ou "inocentes", esperamos que nada nos seja exigido. Ou, ao ver nossa "ansiedade" ou "pânico", esperamos ser consolados. Ou, ao mostrar nosso "cinismo", queremos que os outros experimentem nossa dúvida e apatia em relação à vida e suas energias. Em alguns indivíduos a máscara facial se torna tão organizada que assume a natureza de uma caricatura, como: "diabete", "bruxa", "monstro", "demônio", "palhaço" ou "malvado".** O leitor, com a prática, poderá tornar-se capaz de reconhecer essas caricaturas naqueles à sua volta, assim como nele próprio.

Quando tentamos analisar uma expressão facial, algumas perguntas que fazemos são: O rosto é, como um todo, vivo e cheio de expressão, ou é inexpressivo e vazio? O rosto é simétrico ou assimétrico? Isto é, ele possui uma divisão esquerda/direita? É a pele saudável

---

\* Esta seção sobre o rosto inclui uma integração de alguns ensinamentos de A. Lowen, Gurdjieff, F. Perls, R. Stone e O. Ichazo. As percepções básicas de W. Reich e I. Rolf servem como um fundamento por todo o livro.

\*\* Veja *O corpo traído,* de Alexandre Lowen. Summus Editorial, 1979.

e brilhante? A forma geral do rosto é comprida e magra, oval ou redonda? Quais as várias colorações de pele que apresenta? O que nos contam sobre o estado biológico e emocional do indivíduo?

Após a avaliação acima, partes mais específicas do rosto são trazidas à atenção; podemos dividi-las em quatro áreas.

O rosto é naturalmente dividido da seguinte maneira. O nariz e as dobras nasolabiais servem como os marcadores divisórios. A área 1 inclui os lábios, a mandíbula e a boca. A área 2 inclui o lado direito do rosto, da testa à dobra nasolabial. As estruturas encontradas aqui são o olho e a sobrancelha direita, o lado direito da testa e a área abaixo dos olhos. A área 3 inclui as mesmas estruturas da área 2, apenas do lado esquerdo. A área 4 refere-se a área imediata entre as sobrancelhas.

Na figura 36, "O corpo dentro do rosto", podemos começar a notar algumas relações funcionais do rosto com o corpo como um todo.

## TABELA 1

| *Área 1* | |
|---|---|
| Mandíbula | Pélvis |
| Boca e lábios | Genitais e ânus |
| Dobras nasolabiais | Embaixo dos genitais e ânus, coxas |
| Queixo | Tornozelo e pés |

| *Área 2* | |
|---|---|
| Sobrancelhas e olhos | Ombro direito, braço direito, antebraço e mão direita |

| *Área 3* | |
|---|---|
| Sobrancelhas e olhos | Ombro esquerdo, braço esquerdo, antebraço e mão esquerda |

| *Área 4* | |
|---|---|
| A testa imediatamente entre e levemente acima das sobrancelhas | Cabeça (cérebro — glândula pineal) |

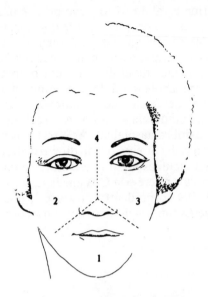

FIGURA 35 — ÁREAS DO ROSTO

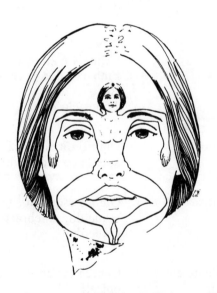

FIGURA 36 — O CORPO DENTRO DO ROSTO

Vamos agora examinar cada uma das partes em separado.

## Área 1

A mandíbula pode ser desenvolvida em excesso e agressivamente projetada para a frente. Expressões relacionadas com a mandíbula incluem aquelas de afirmação, de obter-se o que se quer, assim como comer, que agressivamente envolve mastigar e morder ativamente. Quando a mandíbula intensamente presa é liberada por uma massagem profunda do tecido, o rancor e a cólera são freqüentemente expressos e sentidos. É interessante observar-se a relação da mandíbula com a pélvis. A liberação da pélvis é acompanhada por emoções semelhantes. Na sua função sexual, a pélvis mobilizada é um veículo para liberação profunda e auto-afirmação. O bloqueio da pélvis está associado ao controle da mandíbula. Decorrente disso, a mandíbula pode ser observada como a pélvis do rosto.

A figura 37 ilustra a mandíbula superdesenvolvida. Esses indivíduos bloqueiam e prendem sua carga emocional. As mandíbulas podem trincar constantemente, indicando uma carga sempre crescente que, quando falta descarga, causa desenvolvimento excessivo. Daí a mandíbula grande e os músculos da mandíbula. Sentindo a pressão de energia bloqueada, essas pessoas projetam, com sua mandíbula proeminente, uma aura de extrema agressão e grande determinação. Elas estão, num certo sentido, em uma dupla prisão, pois sua energia contida não consegue encontrar uma saída. (Recordemo-nos do mencionado bloqueio pélvico sexual.) E desta forma eles são dirigidos para o interior. Isto pode manifestar-se em um nível social e interpessoal

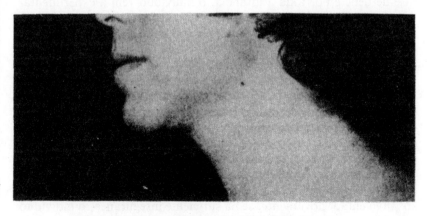

FIGURA 37 — A MANDÍBULA SUPERDESENVOLVIDA

como "agressividade" ou a tendência a aceitar qualquer desafio. Entretanto, essas ações dirigidas ao exterior são inadequadas para liberar suas energias presas. E ainda mais, ao agir agressivamente eles provocam uma agressão interior que conduz a mais retenção de energia: é um círculo vicioso. Na terapia espera-se que o indivíduo seja capaz de gradualmente liberar, com segurança, sua raiva contida. Com o tempo, os músculos da mandíbula relaxam a liberam o maxilar protuberante.

Alternativamente, a mandíbula pode ser pouco desenvolvida, o que comumente se chama de uma mandíbula "fraca" e associada com a falta de afirmação. Nós descobrimos aqui que o indivíduo é com maior freqüência pouco municiado. Ele é incapaz de obter o que deseja, incapaz de "abocanhar" ou "agarrar o que quer". Dentro da experiência dos autores, uma mandíbula bem desenvolvida parece estar relacionada com uma vontade bem desenvolvida. Pode ser observado na figura 36 que o queixo e os pés estão relacionados. Da mesma maneira, assumir uma posição razoável está relacionado com uma vontade equilibrada, ou ser um frouxo, com uma vontade fraca.

O formato e a atividade da boca e dos lábios nos revelam muito sobre um indivíduo. É amplamente reconhecido que a mais longínqua fase no desenvolvimento humano é centralizada em torno das atividades da boca, sobretudo a sucção. Quando, por qualquer razão, a gratificação da criança nesta fase é repetidamente interrompida, ela experimenta frustração. Não importa como possa tentar obter satisfação, mamando, chorando ou movimentando-se, isto é, *agindo*, ela fracassa. Quando este padrão de frustração é reforçado pela constante cobrança dos pais ("Você não sabe fazer nada direito") desde a fase de bebê e por toda a infância, o indivíduo vem a experimentar uma profunda e sedimentada insegurança em relação à sua habilidade de "realizar". Isto é, ao tentar progredir da dependência passiva da mãe para a ação independente, ele se sente frustrado. Pode-se solicitar à criança que faça coisas além de sua capacidade, ou ela pode ser reprimida, por exemplo, se tenta comer sozinha, mas esparrama toda a comida. Ela pode ser superprotegida e não lhe ser concedida oportunidade de conseguir o que deseja e suplantar suas dificuldades. Como adulto, encontraremos esta pessoa com um padrão de vida no qual está repetidamente tentando descobrir a maneira mais adequada de agir. Está constantemente vacilando.

Sexualmente, ocorre um padrão semelhante. Muitos parceiros são experimentados em uma tentativa de descobrir "como atuar no sexo". Ou então, novamente, se há suficiente insegurança, o indivíduo se reprimirá de qualquer ação. Ele pode ser um espectador passivo, vendo tudo acontecer do lado de fora. Na realidade, esses indivíduos estão simplesmente "fora de sintonia". Não sabem qual a atitude adequada a tomar. Podem tentar impingir seu "tom" aos outros, ou sempre agirão de forma barulhenta e escandalosa, e suas bocas estão sempre em movimento. Um protótipo desse grupo é Mussolini. O lábio inferior virado do Duce era parte de sua marca registrada. Muitos desses indivíduos possuem fortes características orais.

*Características Orais Relacionadas com o Alimento como Expressão de Privação Emocional na Primeira Infância*: Alguns comem em excesso e se tornam obesos. Outros comem deficientemente ou, sendo glutões, comem quantidades inumeráveis de comidas misturadas. Muitas atividades envolvendo a boca são observadas; mascar chicletes, batom, fumar, pílulas de todas as espécies. Qualquer coisa e tudo é indiscriminadamente enfiado na boca. Como mencionamos, estes indivíduos freqüentemente falam em demasia, alto e impropriamente, uma vez que estão "fora de sintonia" com seu meio ambiente.

*Características Orais Relacionadas com a Dependência*: Como mencionado, este aspecto é para os autores de importância singular neste grupo. A criança, inicialmente passiva e dependente de sua mãe, logo cedo começa a esforçar-se por autonomia. O indivíduo saudável tem prazer em ter as coisas feitas para ele, enquanto continua, ao mesmo tempo, confiante na sua própria habilidade de desempenhar a ação independentemente. Esta habilidade para agir, se marcadamente prejudicada, resulta no caráter adulto que estamos descrevendo.

*Características Orais Relacionadas com Insegurança e Desconforto*: Quando a segurança e o conforto foram repetidamente ameaçados durante o período inicial de crescimento, o indivíduo começa a desenvolver idéias de como atuar sobre o meio ambiente de maneira a torná-lo seguro, consistente e confortável. Suas idéias são ou totalmente idealistas e infundadas (fora de sintonia) ou dogmáticas e radicais.

*Características Orais Relacionadas com a Falta de Ternura, Controle e Afeto*: Durante a primeira fase do desenvolvimento, o contato físico como expressão de afeição e ternura pode ser prejudicado. O indivíduo experimenta uma sensação de carência. Como adulto, tenta conseguir contato e afeição através da interação sexual. Contudo, não sabendo como agir apropriadamente, além de faltar uma sensação interior de segurança, ele se lançará em um comportamento sexual alucinado e indiscriminado, ou se refugiará na timidez sexual.

As tendências em relação ao retraimento podem vir a ser predominantes e o indivíduo apresentará traços de caráter a serem encontrados na fase seguinte de desenvolvimento, denominada fase anal. Esta fase é envolvida principalmente com a atenção para a função do intestino e do esfíncter. O modo como o treinamento do uso do vaso sanitário foi manipulado ajuda a determinar a atitude do indivíduo em relação à pontualidade, à autoridade, ao asseio, ao cumprimento do "dever" diário e, finalmente, ao reter as coisas. Isto é, as fezes podem ser consideradas como possessão material a ser mantida mesmo em face da pressão externa dos pais para usar o penico. O traço mais importante aqui, contudo, parece ser aquele de "reter as coisas". Tais indivíduos podem ser tidos como avarentos. São colecionados de selos, coisas em geral e mais freqüentemente de dinheiro. São mesquinhos em relação a coisas materiais assim como com entregar-se emocionalmente. Em geral são retraídos e inseguros. Eles se controlam, não ousando se comprometer, uma vez que realmente não sabem o que isso significa. Assim, retraem-se, guardando tudo para si mesmos.

Quando a tendência a dogmatizar e/ou idealizar adquire proeminência, se desenvolve um tipo de caráter, o qual geralmente parece incluir o seguinte:

1. Muitas idéias avantajadas, grandiosas.

2. Uma defesa dogmática da fé, qualquer que ela seja: pátria, religião, capitalismo, comunismo etc.

3. Excesso de peso (ou um histórico de estar com peso excessivo).

Tudo o que foi citado acima, como já indicamos, pode ser encarado como uma expressão de não saber como agir a fim de alcançar a gratificação que se deseja. A oralidade é mais claramente exprimida em "verbalizar" muitas idéias sobre "como se deveria agir" para as coisas darem certo (de maneira a obter-se gratificação).

Decorrente disso, do observarmos um rosto, a Área 1 deve ser examinada em termos da predominância da atividade da boca quando comparada às Áreas 2 e 3 (olhos). Esta pessoa invariavelmente não consegue "calar a boca"? Ou existem áreas de sua boca em que faltam vida e atividade? A boca pode ser retraída para um lado ou outro, ou uma pessoa pode falar pelo canto da boca, ou, novamente assim como Mussolini, projetar o lábio inferior para a frente.

Está além do alcance deste trabalho entrar em maiores detalhes. Para resumir, o formato e a atividade da boca fazem um depoimento direto quanto ao grau de oralidade presente no indivíduo. Nosso conceito central é que durante a fase oral, o desenvolvimento normal permite sentimentos de segurança que habilitam a pessoa a crescer, se autoafirmar e fazer descobertas. Quando este processo é interrompido, o resultado é uma sensação de insegurança, assim como uma inabilidade básica em relação à ação.

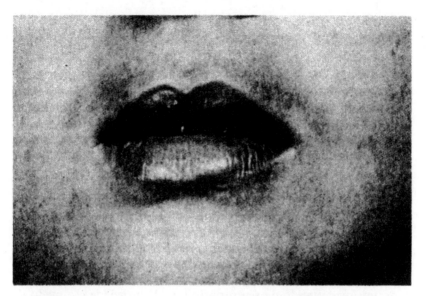

FIGURA 38 — BOCA COM O CANTO RETRAÍDO PARA A DIREITA

Nesta ilustração, a boca é puxada para um lado em uma distorção típica. É fácil para o leitor imaginar a boca puxada para o outro lado, ou com a área central da boca empurrada para a frente.

Delineando a Área 1, e separando-a das Áreas 2 e 3, estão as dobras nasolabiais. Veja-se a figura 36. Será observado que as coxas ocupam os sulcos das dobras nasolabiais. Dentro de nossa experiência, os indivíduos que exibem dobras profundamente delineadas nesta área viveram vidas que continuadamente drenam suas energias. É um sinal de vitalidade deprimida e esforço. Em um certo sentido, sua habilidade de agir esgotou-se.

As coxas, esotericamente, foram relacionadas com a capacidade; isto é, o que um indivíduo pode fazer em termos de energia disponível. Se o leitor tirar um momento para levantar-se, fechar os olhos e colocar a percepção nas coxas, ele poderá sentir a capacidade de energia ali reinante.

*Áreas 2 e 3*

A estrutura mais proeminente, sem dúvida, é o olho. O olho esquerdo e o direito possuem um significado diferente, energético, emocional e histórico-pessoal.* Em algumas escolas esotéricas e comuni-

---

* No campo da homeopatia, traços de moléstia herdada ocorrem no olho esquerdo, quando herdada da mãe, e no olho direito, quando herdada do pai.

dades de crescimento ocidentais, o olho esquerdo é classificado como o olho da "essência" ou do "ser", enquanto que o olho direito é o olho da "personalidade" ou do "ego". Em termos de nosso trabalho, o olho esquerdo reflete mais a integridade da camada do âmago" ou do "ser intrínseco" (ver p. 114) e o olho direito reflete a camada do "extrínseco" ou do "realizar". O olho esquerdo é o olho "receptivo". Através dele nós recebemos o mundo. Neste sentido é Yin ou o feminino. Ele reflete a natureza e o caráter do primeiro relacionamento de nossa vida, a saber, aquele com a nossa mãe. Se esta relação foi saudável, na qual nos sentíamos nutridos e seguros, livres de todos os temores de abandono, então o nosso senso do *self* ou de "existir" é sólido. Na realidade, nos tornamos "alguém", uma pessoa com uma sensação segura de nossa própria existência como pessoa, em virtude de termos sido tratados como tal por nossas mães. Nós sabemos quem somos e estamos seguros em nossa auto-estima e amor-próprio. Se o relacionamento não foi nutridor, então nos falta um senso do *self*. A percepção que temos de nós mesmos e do mundo em torno de nós é radicalmente diferente daquela de uma pessoa com um forte sentido de seu próprio ser. A ansiedade e o medo de abandono macula\* toda a nossa experiência. Vemos o mundo através de uma tela construída a partir da carga emocional que tivemos com nossa mãe.

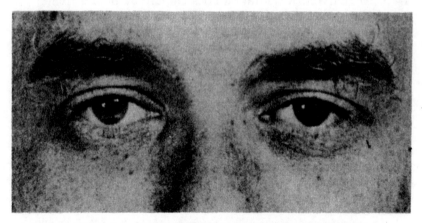

FIGURA 39 — OLHO ESQUERDO COM FALTA DE ENERGIA

---

\* Karen Horney, uma analista neofreudiana, enfatizou este conceito de uma "ansiedade básica" precoce, subjacente a todos os padrões de comportamento neurótico.

Quando observamos o rosto, o equilíbrio e a energia entre os dois olhos são avaliados. Na figura 39, podemos ver claramente que ao olho esquerdo falta a vida e a vitalidade presentes no olho direito. Podemos concluir que falta a esta pessoa um profundo senso de valor próprio, é ansiosa e tem dificuldade em receber. Fundamentalmente, ela não sabe o que significa estar simplesmente presente. Ela elabora e, como uma formação de reação, diz aos outros como ser. Freqüentemente, assume papéis de liderança religiosa, filosófica ou espiritual. Ela busca fora de si mesma. Sentindo-se inútil no seu interior, com freqüência se torna apática. Por outro lado, ela também, constantemente, tenta encontrar algo ou alguém que lhe dê o senso de dignidade e de existência.

O olho direito, sendo o olho da personalidade (ego) ou a camada do fazer (realizar) extrínseca, reflete o relacionamento com nosso pai. É o nosso olho Yang, ativo, masculino, expansivo. Através dele, projetamos nossas energias. Se o relacionamento com nosso pai foi seguro (no sentido que ele nos tomava pela mão e nos mostrava o caminho no mundo), então nossa habilidade em lidar com os outros é saudável. O pai, afinal, acrescenta uma terceira dimensão ao vínculo criança-mãe. Ao lidar com este relacionamento, o pai estabelece o padrão dentro do qual a criança se relacionará com os "outros" em geral. Uma interrupção deste padrão leva a numerosos problemas de relacionamento. Nós vemos o mundo através da tela de um distorcido relacionamento criança-pai. Não sabendo como nos relacionarmos, podemos desenvolver sistemas paranóicos nos quais nossa vontade está sendo testada. Há uma desconfiança contínua e profundamente localizada. Com freqüência, para superar isso, tais indivíduos tentarão assumir e dirigir o espetáculo. Não confiando, sentem necessidade de controlar. Não sabendo o que é a "viagem", de Deus ou da sociedade, decidem que é melhor tornarem-se um "pequeno deus". Isso repercute no mundo como vaidade acompanhada por um certo grau de agressão. Os homossexualismo pode estar presente nesse grupo de indivíduos, uma vez que eles têm um problema de relacionamento com o pai. Não confiando nos outros, eles freqüentemente exibirão ao mundo uma máscara facial. Portanto, se uma falta de vida é observada no olho direito, então sabemos que a energia do relacionamento criança-pai foi prejudicada pelas atitudes adultas que nós descrevemos acima.

O que se segue é uma tabela que resume algumas das idéias básicas das páginas precedentes.

## TABELA 2. ÁREAS 2 E 3 RESUMIDAS

| Olho direito | Olho esquerdo |
| --- | --- |
| personalidade (ego) | essência (âmago) |
| relacionamento com o pai | relacionamento com a mãe |
| relacionamento social | sensação de ser prejudi- |
| prejudicado | cada |
| desconfiança e paranóia | ansiedade |
| camada extrínseca | camada intrínseca |
| realizar | ser |
| ativo (Yang) | receptivo (Yin) |
| masculino | feminino |

Acima dos olhos, as sobrancelhas e a testa também expressam o humor e o caráter. As sobrancelhas podem erguer-se com surpresa, perplexidade, medo, dor ou terror, sensações estas que fazem enrugar a testa. Mantendo o paralelo corpo-rosto, retratado na figura 36, os ombros, como as sobrancelhas, são erguidos com o medo. Os vincos da testa, sobretudo quando profundos e permanentes, apontam para problemas e preocupações prolongados, medo pelos nossos entes queridos e estilo de vida. A fronte lisa é mais freqüentemente associada com o sentimento de paz interior e uma existência tranqüila.

### Área 4

Uma quarta área, a área entre as sobrancelhas, é também de grande importância. Na figura 36 pode-se ver que a cabeça, ou sede da consciência da mente, é localizada entre as sobrancelhas. Esta área há muito é considerada a sede do terceiro olho, ou olho da sabedoria.* Quando a área é enrugada com os sulcos da tensão, esta é associada com um sentimento de intensidade e/ou raiva reprimida. O leitor é convidado a franzir sua sobrancelha e experimentar qualquer sensação que surja. Uma pessoa que possui uma contração persistente da sobrancelha pode ser considerada como estreitando sua visão ou focalizando a atenção sobre um campo limitado. Quando encolerizados, somos incapazes de ver muito além de nossos sentimentos imediatos.

---

* Na literatura esotérica, o terceiro olho é associado com a glândula pineal. Esta glândula encontra-se no centro da cabeça, entre os dois hemisférios cerebrais. Sua atividade funcional é regulada pela luz entrando através dos olhos. Uma das substâncias isoladas da glândula é conhecida como "melatonina". Parece possuir uma função reguladora em termos de desenvolvimento e atividade sexual. As secreções da glândula pineal, uma vez que estão relacionadas com a luz, podem servir como um relógio interno para o corpo no seu ciclo diurno.

# CABEÇA E PESCOÇO

A série seguinte de silhuetas ilustra as variadas posições do pescoço e da cabeça em relação ao corpo inteiro. A figura do centro aproxima-se da forma normal idealizada. A cabeça e o pescoço ocupam uma posição sobre o centro de uma linha desenhada através do ombro. Na primeira figura a cabeça é arremessada para a frente do corpo. Isto é freqüentemente associado a uma atitude impulsiva e agressiva. É, de certo modo, a marca do homem contemporâneo. Ele usa a cabeça ou cérebro como o meio primordial para planejar o que deseja no mundo. Na terceira figura, a cabeça é observada como estando inclinada para trás com uma diminuição na base do crânio. Uma grande tensão é encontrada nessa localidade. Obviamente, essa pessoa está reprimindo sua energia com seu corpo e sua cabeça. A liberação da musculatura tensa da parte de trás do pescoço através da massagem é invariavelmente acompanhada por uma intensa descarga emocional. Acompanhando a tensão do pescoço, está o couro cabeludo firmemente retesado. A tensão se estende da base do crânio, por cima do topo da cabeça até o rosto. Quando a tensão da base do pescoço — isto é, a junção entre a base do crânio e o pescoço — é liberada, é geralmente acompanhada pela liberação da tensão da mandíbula. Qualquer tensão encontrada nos olhos (isto é comum com a tensão na base do crânio) é também liberada através da manipulação dos músculos do pescoço. Observa-se que olhos antes opacos e sem vida, ou agudos e duros (mais comuns com esta postura), mostram-se suavizados e iluminados.

Além da inclinação da cabeça para a frente e para trás pode existir uma inclinação associada da cabeça, para a direita ou para a esquerda. Quando esta inclinação para um lado está presente, o indivíduo, de certa maneira, não pode se aproximar de alguém ou de alguma coisa diretamente. Ele não está sendo "direto". Esta postura particular da cabeça é com freqüência encontrada em indivíduos que talvez possuíam uma desorganização na relação dos vários segmentos do corpo. Isto, como já mencionamos, está presente no que denominamos o tipo de caráter esquizóide ou esquizofrênico. Aproximar-se de uma situação de um modo direto pode ser mais do que um indivíduo com um corpo desorganizado possa enfrentar.

O pescoço, naturalmente, pode ser muito longo ou muito curto. O pescoço muito longo faz com que o indivíduo freqüentemente pareça estar dividido entre a cabeça e o corpo. De fato, muitos desses indivíduos realmente apresentam um estado emocional-psicológico no qual o corpo e a mente estão separados ou dissociados. Em outros indivíduos, a cabeça comprime o corpo com um pescoço muito curto, quase como se os indivíduos estivessem se contraindo e retirando-se para dentro de si mesmos.

Desejamos lembrar ao leitor novamente que, embora esse tipo de dissecação do corpo em segmentos seja útil, é também limitado. Somente o contato com o homem ou com a mulher em sua totalidade nos permite a possibilidade de compreender verdadeiramente o que significa cada aspecto isolado da personalidade. Em certo sentido, enquanto é verdade que cada parte reflete o todo, é a dinâmica do todo que determina o significado particular dos segmentos individuais. Uma mandíbula protuberante ou ombros puxados para trás podem indicar rancor ou cólera subjacente, mas é somente através do contato com o coração do indivíduo que podemos almejar conhecê-lo e saber qual a razão de seu rancor. Nós acautelamos o leitor contra estabelecer sistemas de fórmulas fáceis.

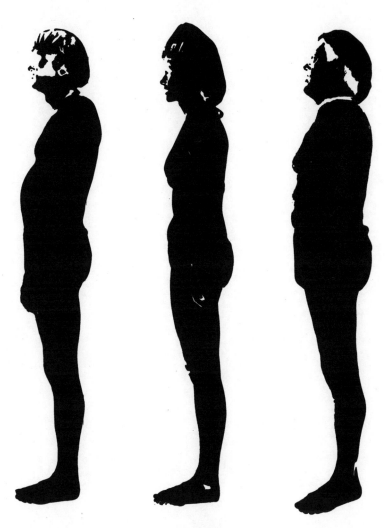

FIGURA 40 — CABEÇA E PESCOÇO

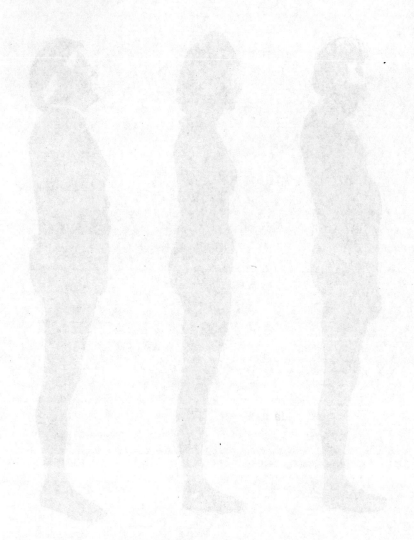

# 5

## CINCO PESSOAS

Neste capítulo observamos as silhuetas de cinco pessoas, assinalando alguns aspectos sobre cada um. Os nomes que usamos são fictícios. Nenhuma tentativa é feita para se entrar em detalhes, apenas uma impressão bem geral é apresentada. Esperamos que sirva para fundamentar algumas idéias dos capítulos anteriores.

### RICK

Em cada um dos três aspectos de Rick, obtemos uma impressão diferente, embora os traços mais marcantes sejam: pernas finas e curvas, a curva exagerada das costas e o arredondamento dos ombros. Visto de frente parece haver uma elevação do corpo como se para enfrentar um desafio. Os braços e mãos parecem bem desenvolvidos e fortes. O ombro direito é mantido mais alto e talvez mais recuado que o esquerdo. O corpo de Rick é basicamente alto e magro, com maior desenvolvimento na metade de cima. Na lateral, a curva das costas, o ângulo dos joelhos e a barriga levantada, tudo sugere uma forte rigidez e uma retração. Sua postura é definitivamente tensa. A maneira como é mantido para cima e para trás sugere imobilidade. Visto de costas, a inclinação dos ombros dá a impressão de resignação ou questionamento. O contraste com a frente é impressionante. Visto em sua totalidade, há um deslocamento para cima, uma ligeira divisão esquerda/direita e uma rigidez e imobilidade geral.

Poderíamos ponderar que a fraqueza nas pernas de Rick é compensada pelo desenvolvimento dos ombros e braços, e pela rigidez que tenta manter toda a estrutura em pé. A mistura de elementos torna os sentimentos de Rick difíceis de serem interpretados. Mas isto é em si mesmo característico.

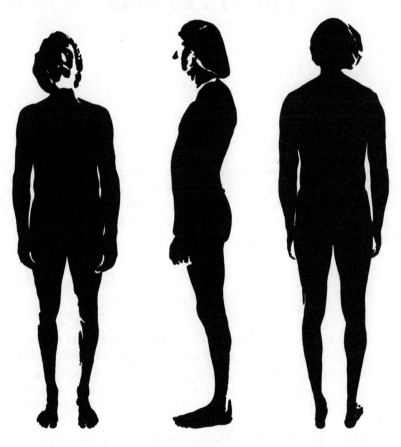

FIGURA 41 — RICK

## ELLEN

O corpo de Ellen mostra compreensão. É espremido a partir de cima para baixo e retraído na cintura. Sua cabeça é enfiada nos ombros, que são mantidos tensamente e retraídos em direção às orelhas. Suas nádegas parecem contraídas e para cima. A cabeça e o corpo são ambos grandes e, exceto pela cavidade do tórax, dão a impressão de solidez e peso. As pernas, quando vistas da lateral, são travadas nos joelhos, e seu corpo todo parece preparado contra um golpe esperado, talvez na parte superior das costas ou da cabeça. Na vista lateral, as mãos de Ellen também demonstram essa expectativa. Vista de costas, a tensão nos ombros imobiliza os braços enquanto tenta proteger a cabeça. O quadro geral é de repressão, com um medo de, embora preparado para um ataque. Presumimos que Ellen tenha dificuldade em expressar-se.

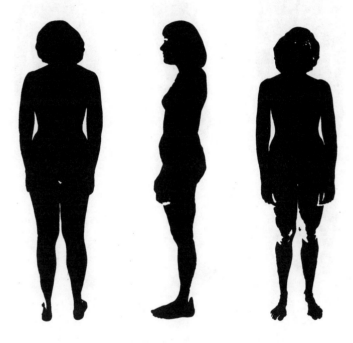

FIGURA 42 — ELLEN

## FRAN

Em ambas as imagens de Fran, visto de frente e de costas, há uma sensação de expectativa, ilustrada por um ligeiro movimento da perna esquerda para a frente e um recuo do braço direito. Na observação lateral, contudo, o sentimento é o de fracasso. Os joelhos estão travados, a pélvis inclinada, a barriga para fora, o tórax caído, os ombros e a cabeça para a frente. Exceto pelos joelhos que estão travados, o corpo de Fran parece estar dobrado, indicando um baixo nível de energia. Atrás de tal postura estaria uma fraqueza geral e uma necessidade de apoio.

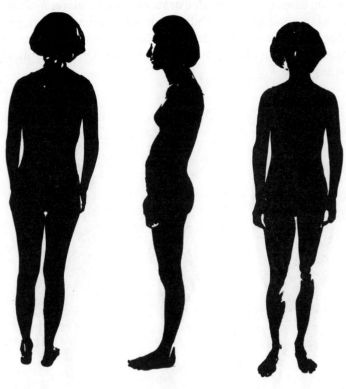

FIGURA 43 — FRAN

## LOUIS

Em Louis há um grande deslocamento para cima. Enquanto a parte superior parece cheia e forte, as pernas são travadas nos joelhos e parecem fracas, com os pés muito oblíquos. Principalmente visto de costas, as pernas e os pés transmitem uma impressão de desânimo, de um sentimento perdido e confuso. Já numa visão de frente, a metade da parte superior é levantada e expandida como se ele estivesse tentando superar os sentimentos do meninozinho perdido que suas pernas transmitem, com um forte esforço de vontade. Na visão lateral, os ombros arredondados, a curva das costas e as nádegas contraídas para dentro e puxadas para cima mostram uma compressão semelhante à de Ellen. Suporíamos que Louis tenha dificuldade em expressar-se, exceto por ocasionais explosões de cólera. Devido ao deslocamento para cima, é também bastante provável que haja uma ênfase na fantasia e atividade mental.

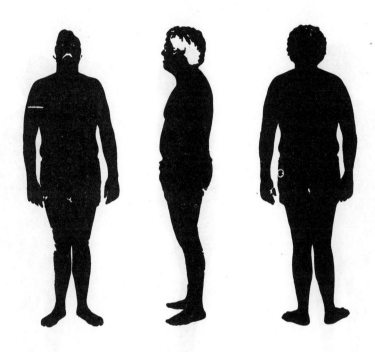

FIGURA 44 — LOUIS

## MARY

Embora Mary seja uma mulher já com seus vinte e poucos anos, seu corpo na totalidade é como o de uma criança. Os ombros estreitos, braços, mãos e pés pequenos e partes inferiores das pernas quase disformes parecem pertencer a uma meninazinha muito nova e fraca, quase uma criança. Toda sua energia é contida na grande área ao redor da pélvis. Da lateral, podemos ver que as costas irrompem alto, muito agudamente, e que a pélvis é fortemente retraída e contida. A impressão é de alguém entalado, incapaz de agir ou mover-se. A partir das costas, predominam sentimentos de abandono, desamparo e ligeira ansiedade. Há força e energia aqui, mas estão adormecidas.

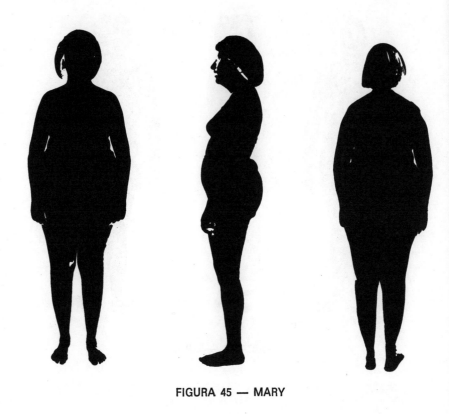

FIGURA 45 — MARY

# 6

# OS AUTORES OBSERVAM A SI MESMOS

Aqui damos uma olhada em nossos próprios corpos e o que eles revelam. A idéia ocorreu enquanto estávamos sentados ao ar livre, expostos ao sol, trabalhando no livro. Paramos tudo e simplesmente o fizemos. O processo foi bastante simples. Cada um de nós se alternou em pé, caminhando e falando sobre como experimentávamos nossos corpos exatamente, naquele momento. Depois disso, os outros ofereceram suas impressões. Digo outros, porque nosso amigo e ex-coterapeuta, Sam Pasiencier, estava presente. Convidamo-lo para juntar-se a nós para essa sessão de improviso. Ele o fez, como verão a seguir. Tínhamos um gravador para registrar o diálogo. Com algumas melhoras na gramática e sintaxe, ele é reproduzido aqui exatamente como foi gravado. Resumos, algumas explicações e as instruções necessárias em cada etapa foram acrescentadas para maior clareza.

Hector foi o primeiro.

Hector: Estou em pé ao sol e, à medida que percebo meu corpo, primeiro sinto as pernas, os pés comprimindo o chão. Sinto um aumento no peso do pé direito e na perna direita. Sinto uma rotação no interior do corpo, em direção à esquerda. Sinto o ombro direito em frente ao ombro esquerdo. Sinto tensão na nuca. Não tão grande como sentia às vezes, mas há alguma tensão lá. Sinto um pouco mais de tensão para cima, no ombro direito. Sinto tensão na parte inferior das costas. Sinto a parte inferior das costas arqueando para a frente. Sinto certa tensão atrás dos joelhos. Sinto-me perfeitamente bem nas nádegas. Não me sinto demasiado tenso. Não tão tenso quanto me sentia tempos atrás. Sinto que os ombros não estão livres. Eles não se sentem livres. Sentem-se bloqueados. Estão se retraindo de alguma maneira. Esta é uma experiência subjetiva, de que eles estão sendo re-

125

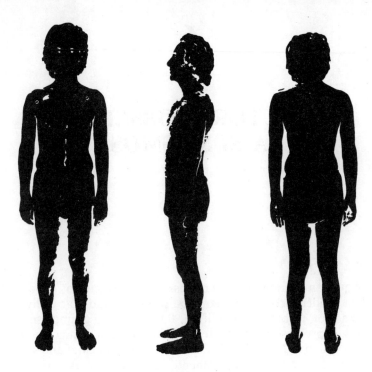

FIGURA 46 — HECTOR

traídos. Os quadris. Lembro-me de uma época quando me sentia realmente preso nos quadris. Não estão tão presos agora. Sinto minha respiração entrar na barriga, e um pouco da tensão que venho carregando em torno da barriga. No rosto, aquilo com que estou mais em contato é meu estrabismo no olho esquerdo. Eu sinto a... sensação do meu rosto; está repuxado. A sensação no rosto é como se estivesse puxado para baixo. A energia está descendo no rosto. E meu rosto dá a impressão de um longo rosto angular direcionado para baixo à sua frente. Parece destoante do que se está desenvolvendo no meu sistema nervoso central. É como se o sistema nervoso central se sentisse vivo e o rosto se sentisse relativamente desanimado. Mas sinto luz saindo por aqui (*o olho direito*). Sou muito mais móvel do lado direito, e o lado esquerdo pende muito mais passivamente. Meu peso não é realmente equilibrado em ambas as pernas. Há alguma mudança que está ocorrendo. Sinto-me bastante relaxado no corpo, exceto por estas áreas de tensão aqui, a parte inferior da barriga, a tensão na base das costas, alguma tensão aqui (*os ombros*) e penso que a coisa no rosto é bastante importante. Sinto-o. E também alguns fluxos internos e outras coisas. Não me sinto tão expandido no tórax como costumava sentir. Houve um tempo quando eu sentia... (*Hector segura seu peito expandido*). Eu era assim, como vocês dizem, um tipo rígido. Eu era muito esse tipo — pélvis retraída, contida. Mas agora eu sinto muito esta mudança. Gosto da sensação no peito. Sinto-me muito mais receptivo do que jamais fui antes. Sinto-me mais suave aqui dentro e muito mais confortável. Embora esteja sentindo essas tensões que indiquei. A base das costas, a parte posterior dos joelhos estão forçando. Há alguma mudança de peso. Isto é quase tudo.

Ron: Gostaria de comentar. Quando suavizo minha visão, as primeiras coisas que se aproximam são os pés realmente sólidos. Eles estão plantados. São sólidos. E há uma ligeira tendência de carregar o peso do lado exterior da barriga da perna (panturrilha). O corpo todo parece muito suave, de linhas suaves. A cabeça e o pescoço dão a impressão de serem um pouco grandes para o corpo.

H.: Certo! Sinto isto.

R.: É suave e há uma pequena depressão. Há um pouco de angústia lá (*o peito*).

H.: Há um pequeno afundamento no osso esterno. Parece que tem a ver com esse tipo de medo e esse tipo de desânimo, aqui dentro (*dobrando-se para a frente*) de...

R.: ... de sofrimento.

H.: Sofrimento. Exato! Sofrimento.

R.: Os braços são um pouco... Você está certo... Os ombros parecem não estar bastante ligados, não o bastante... estão um pouco tolhidos, você sabe.

H.: Dá esta impressão.

R.: A suavidade termina exatamente junto ao alto do tórax. E os ombros estão para trás e para os lados. São mantidos para os lados. A cabeça está um pouco para fora.

H.: Ainda existe um pouco dessa tendência.

R.: Sim. A cabeça está um pouco para fora.

Sam: Vejo muito cruzamento. Vejo um ângulo esquerdo até àquele ombro.

H.: Sinto essa torção. É isto que você está vendo?

S.: Certamente.

H.: Conseqüentemente sou torcido. Em alguns níveis, sou torcido, minha personalidade, meu ser é de certa forma torcida. Não digamos minha personalidade. Digamos, meu ser. Há uma torção nele, a qual combina com os olhos. Alguma torção. Você sabe que eu gosto disto um bocado, experimentar a torção. Sinto-a. Acho que você pode ver o pé, Ron, o pé esquerdo está para fora.

R.: Oh! Sim, sim.

H.: Está virado para fora.

S.: Você pode ver o padrão de tensão no corpo. A perna esquerda está mais tensa do que a perna direita.

H.: Sinto isto.

S.: Você a retesou porque eu a mencionei.

H.: Não, não. Sinto essa diferença. Imagino se tem a ver com isto (*um movimento de esmurrar com a cabeça virada*). Como se fosse um golpe deste jeito e um recuo. Como se eu não quisesse nem mesmo observar a virada.

R.: É assim (*imitando a oscilação*).

H.: Então não quero olhar.

S.: A cabeça está virada. Você não olha.

H.: Então, não olho. Certo.

R.: Mas você está colocando muita energia nisso. A energia está subindo o tempo todo do chão.

H.: Acho que tem algo a ver com isso. Você sabe, há uma parte surpreendente de mim que não quero sequer ver. Esta é minha interpretação subjetiva.

R.: Sim. Está certo. Sinto isto. Sinto que... Há isto em seu rosto (*um aspecto de face afundada*). Está pálido.

H.: Isto é, o...

R.: As faces estão um pouco...

H.: Subnutridas, subnutridas.

R.: Há sofrimento em seu rosto, um sofrimento real.

H.: Muito sofrimento. Sofrimento no rosto e na mandíbula. Falta de nutrição que eu sinto que quero. Um pouco mais de alimento.

S.: Sinto uma grande abertura e muito pouco de vergonha.

R.: E há um sentimento de ser um bom rapaz também.

H.: Certo! Certo! Tenho isto, definitivamente. Quero que vocês gostem de mim... Que tal esta base das costas aqui? Quanta tensão vocês observam nas minhas nádegas? Porque eu as elaborei um pouquinho.

R.: Bem, há um pouquinho, uma leve tendência de cair, aqui.

H.: Onde?

R.: Aqui. E lá (*Ron está tocando as costa de Heitor, perto da cintura*).

H.: Acho que possuo alguns traços orais.

R.: Você sente tensão aqui (*ao longo da espinha*)?

H.: Não da maneira que sentia. Liberei um bocado de tensão aqui. Bem, eu também sinto uma oralidade em mim.

R.: De costas, você sabe, se eu quisesse criar uma fantasia, de costas há este bom rapaz, mas ele realmente quer é esmurrar, também, dar um bom soco.

H.: Certo! Acho que o bom rapaz tem a ver com a minha necessidade de ser alimentado.

S.: Há uma diminuição nos lados das pernas. Acho que suas pernas são pequenas em relação ao corpo.

H.: Oh! Exato! E então quero fazer mais um comentário sobre o que eu sinto, que é muito melhor depois do *rolfing* e todo trabalho que venho fazendo.

R.: O espaço do meio?

H.: Não! Entre os joelhos... a minha parte mais tensa sempre foi entre os joelhos e o tornozelo. Você vê esta área aqui (*entre o joelho direito e o tornozelo*)?

R.: George (*George Simon, um amigo e professor*) percebeu isto imediatamente. Lembra-se?

H.: Sim, percebeu em mim, imediatamente.

R.: "Você está sendo inflexível", disse George.

H.: E é assim! Sinto muitíssimo esta tensão. É como se minhas pernas fossem uma espécie de... pernas-de-pau.

R.: Hum. O braço até ficou reto e rígido.

H.: Há uma rigidez aqui (*no braço*). Estou, naturalmente, exagerando. Mas este é o clima. Há uma certa inflexibilidade...

R.: Heitor, por favor, coloque seus pés juntos.

H.: Há uma certa inflexibilidade entre os joelhos e os tornozelos.

R.: Sim. É entre os joelhos e os tornozelos. As coxas se unem muito bem. Você também tem uma tendência para esta curva, onde a base das costas entra um pouco.

H.: Bem, isto é parte daquela coisa rígida. Deixe para considerações futuras. Ainda não foi elaborado.

R.: Você também tem um pequeno... é como... é quase como ter uma aparência comprimida no peito se você continuasse.

S.: Ombros arredondados.

R.: Se começar a avançar. Veja, mantenha sua cabeça aí. Os ombros estão começando a curvar.

H.: Isto é a dor e o sofrimento aqui dentro (*do peito*).

S.: A espinha não o mostra em demasia.

H.: Mas está aqui (*na parte superior do peito*).

R.: Está começando.

H.: É esta curvatura.

S.: Começa aqui. A espinha...

H.: Está segurando os flexores. Também sinto que não quero expor meus sentimentos. Não obstante, com toda abertura que tenho, há também uma profunda camada que não deseja expô-los.

R.: Ah! É isto!

H.: Em outras palavras, há uma camada na superfície em que

posso ser receptivo, certo, mas você entra e toca-me profundamente, e eu tenho que trabalhar nisso. Ainda está lá.

R.: Você mencionou o maxilar, que é largo...

H.: Sim, o maxilar é largo, sinto o maxilar largo. Eu o sinto. Depois meus olhos. Quero dizer algo sobre meus olhos. Meus olhos costumavam deixar as pessoas muito embaraçadas, porque havia uma espécie daquela coisa rígida, grrr, pronta para atacá-las. E as pessoas me diriam, vocês sabem, "Tenho medo de você". Eu diria: "O quê? Não compreendo isto. Por que vocês têm medo de mim? Eu não lhes fiz nada!" Certo? E eu sinto que isto é libertar.

R.: Os olhos são claros e brilhantes.

H.: Bastante.

R.: O olho direito está brilhando.

S.: Você quer tentar alguma coisas? Isto é uma idéia.

H.: Oh! Mais uma coisa. Minha predominância é definitivamente do lado direito. Braço direito. Mão direita. Sou dividido direito-esquerdo. Em outras palavras, minha realidade relacional é este fato (*gira para a direita*). Minha coisa alimentadora, a coisa mãe, ainda está parafusada. E de fato, mesmo no sistema de Oscar (*Oscar Ichazo, fundador de Arica*), entrei no grupo de pessoas no qual o relacionamento com a mãe era tortuoso. E sinto isto no corpo. E, de fato, minha força é naquela direção. Nõs dissemos que o movimento é para a direita. É. Não é nesta direção (*para a esquerda*).

S.: Mmmm. Eu ia lhe pedir para caminhar apenas. Dê uma volta. (*Hector começa a andar em um grande círculo.*) E talvez faça movimentos ligeiramente amplos. Mais do que apenas caminhar. Qualquer tipo de movimentos maiores. Qualquer coisa que queira. (*Hector balança seus braços para cima e para a frente e dá pequenas passadas pulando.*) E então, pare! (*Hector pára.*) E agora, experimente seu corpo!

H.: A sensação de movimento é muito completa. É como estar em ação. Sou um pessoa de ação. Sinto isto. A ação para mim é muito, faz muito parte de mim.

R.: Hector, quando eu o vi caminhar, as coisas que imediatamente observei foram a coisa no ombro novamente e um pouquinho disto aqui (*parte de baixo das costas*).

H.: Aquelas coisas ainda estão aqui.

R.: Ande de novo! Está retido exatamente aqui... (*a parte de baixo das costas*).

H.: Aí é onde eu pensava que estaria retendo. Ainda não desimpedi meu corpo.

Antes de prosseguir, gostaríamos de resumir o trabalho com Hector. Ele era uma pessoa um tanto rígida antes de começar a trabalhar

130

em si mesmo, digamos há seis anos. E embora tenha percorrido um longo caminho, um pouco de rigidez ainda estava lá. Estava nas panturrilhas e nos ombros, e na base das costas. Sua cabeça estava um pouco para fora e os ombros eram retidos e um tanto imobilizados. Estas áreas de tensão estavam refletidas nos sentimentos que ele retém: de raiva, por exemplo, que também foi observada no movimento de torção, como se para atacar; e de medo, no desviar o olhar, quase com certeza associado com a postura de "bom rapaz".

Uma outra dimensão assenta-se no sofrimento e necessidade de alimento. A pequenez do corpo e o início da curvatura dos ombros

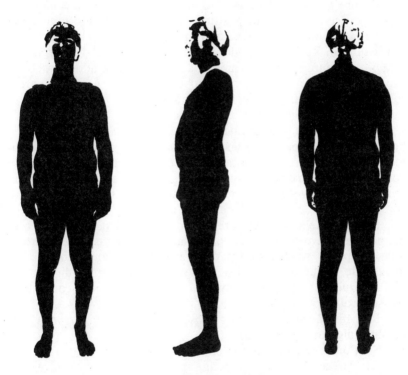

FIGURA 47 — RON

para a frente e a parte superior do corpo encaixam nestes sentimentos. Mas há alguns pontos bons a se mencionar. Os pés são bem plantados e fortes. A estrutura inteira é geralmente flexível e suave. Os olhos brilham. Esses bons aspectos manifestam-se na receptividade e energia de Hector, sua habilidade de atuar bem dentro da realidade e sua ampla variedade de interesses e atividades.

R.: Sinto uma tensão que começa na minha orelha esquerda, descendo para a omoplata e o ombro até o braço esquerdo. O braço (*esquerdo*) parece tolhido. Morto. *OK*. Há uma tensão exatamente no meio da testa. E uma sensação geral de rigidez. Uma leve sensação de tensão na parede abdominal. O entorpecimento no braço é uma sensação muito proeminente. Há um ligeiro tremor pelas pernas, na camada profunda das pernas. Também sinto exatamente agora... uma espécie de mudança na relação com o chão. Meus pés não se sentem bem plantados nesse momento. Estou respirando por aqui (*a parte inferior da barriga*) mas é superficial. A respiração parece superficial. Minhas pernas estão vibrando em seu interior. Meu peso parece estar... sobre meus pés. Enrijecendo um pouco ao redor das nádegas. Agora, quero mudar minha postura. Percebo aquilo tudo sobre desafio, vontade, lutas da vontade. Sinto aquela energia. Isto faz meu corpo sentir-se vivo. Realmente, poderia lutar agora. O nível de energia não está borbulhante e não está caído. Não me sinto cansado... e não me sinto animado. Sinto a mesma tensão, aqui na testa. A energia parece subir e manter-se lá. No geral, sinto-me bastante bem.

H.: *OK*, continue Sam. O que você vê?

S.: Vejo muita tristeza em seus olhos. Quando você falava de seu braço esquerdo, reparei que ele é mais atarracado. O músculo não parece funcional. Parece que esta poderia ser uma área na qual você se volta para os tipos de coisas que está descrevendo no livro. Esta seria uma área onde você está retendo sentimentos. E a sensação está comprimida.

R.: Sim. Acho que percorre todo o sistema. Exatamente da orelha para baixo, pelo braço e a parte superior das costas. É como se toda essa parte estivesse paralisada. E eu realmente me sinto um idiota fazendo coisas com meu braço esquerdo. Meu braço direito...

S.: Que tal fazer um movimento realmente agressivo com o braço esquerdo?

R.: Mas não acho que possa conseguir muito... (*Ron tenta.*) Posso obter alguma energia. Sim.

S.: Ponha-se em contato com ela!

R.: Parece-me que não poderia... parece... a diferença entre o direito e o esquerdo é que o direito sou eu, e eu poderia agredir com ele, e não tenho nenhum problema com ele. Isto (*agredir com o esquerdo*) é como usar uma arma. Isto é como ter um objeto inanimado na sua mão com que golpear, é como uma ferramenta, você sabe, não se sente a mesma fluidez como com o direito.

S.: A perna parece muito tensa. As panturrilhas parecem muito tensas. Os pés dão a impressão de pequenos para o tamanho do corpo e também muito compactos.

132

R.: São ligeiramente descaídos, eu acho.

H.: Algumas das coisas que observo. Ron, erga sua cabeça! Bem, vejo uma dualidade na sua expressão e em seus olhos. A dualidade é uma agressão, quase raiva, contudo há uma área suave e receptiva. Conseqüentemente, você tem ambos se desenvolvendo. Sinto esta ambivalência. Agora se você olhar para sua posição, mesmo agora, suas mãos estão lá. (*Ron está com as mãos nos quadris.*) Você está pronto.

R.: Estou pronto para lutar.

H.: Você está pronto para lutar. Você está pronto para golpear. É o começo daquilo. Assim, aquilo está lá. Os dois existem, a suavidade, que vem do peito, e o colapso do peito, que é responsável por certa suavidade em você. A coisa que mais me impressiona, e além disso, além da cabeça e desta agressividade misturada com suavidade, é que nas pernas, sobretudo dos joelhos para cima, incluindo as nádegas até a base da cintura, há uma interrupção, há uma divisão nas costas. Há uma divisão definida exatamente ali entre o tórax e a parte inferior do tronco, e essa divisão reflete-se na frente, entre o diafragma e a barriga. Assim, tudo isto é energia bloqueada, não fluindo, do tórax, pela inspiração, para a barriga. *OK*. Então isto é energia retida. Agora, as retenções de energia que eu percebo em seu caso, do chão para cima, em outras palavras, você empurrando a energia para cima, se você olhar para os joelhos, o lado de dentro dos joelhos, dos joelhos ao períneo, você pode ver que ele é curto. Esta é uma área relativamente pequena. As nádegas também, se você olhar por trás, aqui é até mais nítido. Sam, venha e dê uma olhada aqui! Você pode ver que ela vem até esta área, embaixo do períneo, onde suas nádegas são comprimidas e retidas.

S.: Você passa momentos difíceis soltando esta área.

H.: Esta área toda é presa. Você devia soltar o períneo. Isto libertará um bocado de coisas. Assim vejo que há bloqueio nos quadris. Há resistência aqui nos quadris e na virilha interna.

R.: Isto faz esta coisa ir para trás (*a tensão na virilha faz a barriga projetar-se*).

H.: O que faz isto ficar bloqueada (*a área das nádegas*). Desta forma há três níveis de bloqueios. Bem, há mais, devido ao pescoço. Havia o pescoço. Haveria o bloqueio abdominal-pélvico, e há o bloqueio dos joelhos à virilha.

R.: Soa bastante esquizóide para mim.

S.: Não, não. É toda expressão comunicativa...

H.: Quero dizer, isto é o que estou observando. Quero dizer, estou vendo que aquelas são as grandes áreas segmentais de retenção.

R.: Senti essas amarras.

H.: Você sentiu essas amarras.

R.: Sinto uma amarra atravessando aqui (*abaixo da barrtga*), por aqui (*o peito*), até a temperatura é diferente.

H.: Não acho que você seja esquizóide.

S.: Se houvesse diferenças radicais no caráter dos segmentos, então seria esquizofrênico. O que ele está dizendo é que lá é onde estão os bloqueios.

R.: *OK*.

S.: Ele não está dizendo que você é desarticulado naqueles pontos.

H.: Não, aquelas são as áreas de bloqueio e, eu acho, a rota para a sua abertura, a rota para a sua receptividade, seria esta abertura, a pélvis. Bem, primeiro eu trabalharia (*rolf*) nesta área (*as pernas*) e nesta área (*pélvis*). E eu penso se aquele períneo fosse aberto, naturalmente, gradualmente, porque contém raiva suficiente nele para realmente fazer uma "viagem". Mas acho que aquela abertura revelaria o resto. Este é meu palpite.

R.: Quando a sinto vindo, ela chega exatamente aqui (*base da barriga*).

H.: Penso que existem muitos bons bloqueios que podemos demonstrar no livro. (*Risada.*)

R.: Por que vocês não me observam caminhando?

H.: Você acha os comentários certos?

R.: Sim, parece-me bem. (*Ron começa a andar.*)

H.: Bem, o que você pode ver é que, quando caminha, ele balança. O que significa que o impulso de frente para trás está sendo prejudicado. E está sendo prejudicado a partir do nível da divisão entre o tronco e a pélvis. O tronco e a espinha lombar, preferivelmente. Em outras palavras, se você andar e estiver balançando de um lado para outro...

R.: Eu faço isso?

H.: Sim. Vê seu balanço?

S.: Sim. Isto é o que vocês denominam um andar empertigado de "Eu posso fazer qualquer coisa".

Hector: Bem, eu não sei como você chama isto, mas aquele balanço...

R.: Oh, sim, eu vejo agora. Eu ando assim...

H.: Certo! Assim; este balanço, você entende, é o reflexo daquele bloqueio entre o tórax e a espinha lombar. Do contrário, você poderia mover-se para a frente e para trás. E o movimento pulsatório estaria acontecendo daquela forma. E não é assim que está acontecendo. Está balançando em torno dele. E há um bloqueio bem definido. Você pode ver o bloqueio exatamente aqui (*base das costas*). Divide-se no alto. Isto é o que vejo, Ron.

R.: Contudo, você acha que eu posso escrever um livro.

S.: Você pode escrever três livros. (*Risada.*)

H.: Isto é bom. Então, o que é que vocês dizem? Você diz que "caras" como Ron estão se reprimindo...

R.: Estão se reprimindo, para cima.

H.: Isto é o que você tem.

R.: Minha cabeça deveria ser menor para meu tórax.

H.: É. Claro que não comentamos sobre isto. Poderíamos dizer isto. A cabeça de Ron é relativamente pequena comparada com o resto de seu corpo. Seu tórax é desenvolvido comparado à sua pélvis — que é estreitada para baixo e apertada.

R.: Um tipo clássico de deslocado.

H.: Este é um tipo clássico de deslocado? Bem, é isto!

Há algumas divisões em Ron, notadamente no ombro e na área pélvica. A divisão do ombro resulta na sensação dos braços isolados, e a divisão pélvica isola o resto do corpo do chão. Este isolamento do chão é também um aspecto do deslocamento para cima. A parte superior dos braços e as coxas são curtos e atarracados, uma outra indicação dos sentimentos dissociados na região. O quadro geral é de raiva bloqueada e uma tendência ao ego inflado. Há uma sensação de mágoa na área do peito. Deve ser observado que o peso é outra indicação de sentimento bloqueado. Assim, temos aqui o retrato de um homem que está reprimindo fortes sentimentos, principalmente a raiva e a tristeza. Ele estabelece contato com o mundo através da cabeça. Pelo menos é esta a tendência.

Sam: Percam um tempinho para me observar. Tenho um bocado de... Passo maus momentos, às vezes, tentando perceber minha própria presença. Isto é assustador. Em termos das tensões que sinto agora, sinto uma tensão na garganta.

H.: Abandone o cigarro, Sam!

S.: Tensão na garganta, na frente. Tive uma tensão na barriga, e me livrei dela. Porque cheguei a uma fase que, quando as sinto, posso diminuí-las. Muita tensão para cima, atrás, nas pernas. Na realidade, na região inteira das costas... isto após muito trabalho... mas sinto tremenda tensão pelas costas, dos calcanhares para cima. Sinto os pés bem plantados no chão, mas sinto que é a parte de trás de minhas pernas que me impede de alcançar a sensação da... gravidade, de meu próprio peso sobre o chão. Muita tensão na pélvis. Profunda nessa área, muito profunda ali (*pélvis*). De um lado a outro, de trás de meus ombros, posso sentir calafrios descendo pelo meu corpo. Eu lhes direi: a sensação predominante de um lado ao outro de trás de meu corpo é de uma contração total. É como se toda a musculatura estivesse contraída. Sinto-me maciço. Um tipo de curvatura, aqui. Esta parte (*o peito*).

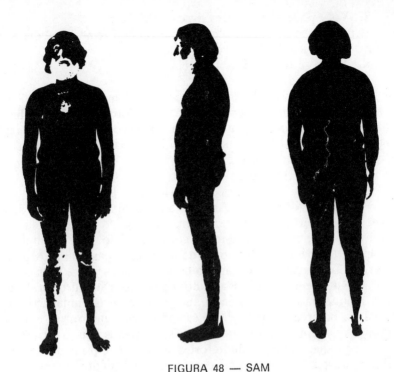

FIGURA 48 — SAM

H.: Curvatura.
S.: Faz com que eu queira me curvar.
H.: Curve-se para a frente. É isto que você quer fazer?
S.: É.
H.: Mesmo agora você está mantendo o queixo para cima. Você o está mantendo para cima mais do que observei. Você está compensando com seu queixo.
S.: Eu estou compensando?
H.: Fique o mais natural que você possa.
S.: Sim. Estou tentando compreender. O que me acontece ultimamente é que quando eu posso contatar o bloqueio, então eu posso começar a liberá-lo e começar a sentir fluxo nele. Então, muita tensão na parte da frente das minhas pernas. Tensão em torno de meus olhos, no momento. Mas sobretudo nas costas.
H.: *OK*, Ron. Continue!
R.: Bem, a coisa que me impressiona imediatamente é a posição plantada.
H.: Exato! Concordo.

R.: Plantada em desafio. Desafio real. Uma leve torção para a direita. A direita está retornando.

H.: Os joelhos estão travados.

R.: De trás parece que ele está dizendo "Vocês, 'caras', eu...". Há um "eu não!" embutido nele. As pernas são pequenas. Observo muita necessidade de alimento... você sabe... as pernas têm...

H.: Existe um colapso... há uma batalha contra o colapso ali.

R.: Sim. Há uma grandeza aqui (*parte superior do corpo*) que não é refletida nas pernas.

H.: Exato! Em outras palavras, sua pélvis é realmente minúscula se comparada com seu tórax.

R.: Há um colapso exatamente aqui (*região lombar*). O tórax está comprimido para baixo, para dentro da pélvis.

H.: É como se a pélvis e a espinha lombar fossem muito curtas comparadas com o tamanho de seu tórax. E ele tem... realmente, a divisão ali...

R.: Há a sensação de borbulhar, a tensão borbulha no tronco todo.

H.: Certo.

R.: Os ombros são girados para dentro. Realmente, bem para cima e para baixo é bastante bom.

S.: Se pudesse alongar este lado do meu corpo, aproximadamente uns dez centímetros...

H.: A frente de seu corpo?

S.: Não, esta área toda aqui (*o peito*). Então eu seria mais proporcional.

R.: O que depreendo é que você não pode mover-se. Desta posição, você não pode mover-se.

H.: Ele está plantado. Está preso. Há uma rigidez nas pernas.

R.: Solidez no tórax e nas costas.

H.: Não tanto na frente do tórax. As costas demonstram solidez. As costas.

R.: Sim! Os trapezóides são compactos aqui (*mais ou menos ao nível dos ombros*).

H.: E mais, suas nádegas são puxadas para cima, fora da base. São comprimidas, puxadas para cima e estão reprimidas.

R.: Os tendões e as coxas têm que ser muito...

H.: Bem, você pode ver que a maneira que as pernas estão encaixadas na pélvis é anormal. Isto é, elas não estão alinhadas, estão encaixadas ali.

R.: Oh! Sim! Estão para fora em um ângulo.

H.: Conseqüentemente, ele está realmente reprimindo. Sua base está atarraxada inadequadamente.

S.: Isto é tudo ao reprimir as coisas, reprimir esta área toda (*ná-*

*degas*). Porque há uma luta com a mãe e a luta tem a ver com o comer e o defecar, o que entra e o que sai. Há uma luta aqui em cima (*o pescoço e ombros*) e há uma luta aqui embaixo (*as nádegas e a pélvis*).

R.: Há alguma luta aqui também (*a base da barriga*).

H.: Ele tem alguma aí, não tão intensa como, digamos, a sua. Ele possui um bloqueio das partes superior e inferior, também. Agora o negócio é o seu rosto, o rosto de Sam.

R.: Traços marcantes. Ele parece um profeta.

H.: Ele parece um profeta, ele parece...

R.: Seu rosto dá a impressão que você está dizendo: "Você fez algo de mau". Você está dizendo isto para mim, você sabe, como: "Você fez algo terrível".

H.: Olhe para a mandíbula agora. Olhe a contenção no maxilar. E os lábios.

R.: Dão a impressão de mau humor e desafio.

H.: Parecem-me mal-humorados, e um pouco desafiadores para mim, também. E então, embaixo de tudo isso...

S.: Há um cara meigo.

H.: Há um cara meigo debaixo disto tudo, mas embaixo disto tudo há também a... a... súplica. Não sei como expressar-me.

R.: Oh! Sim. Os olhos.

H.: Há uma súplica embaixo disto tudo. E há um demônio, um aspecto surpreendente, um aspecto de agressão a você...

R.: Bem, eu não acho que ele venha para fora. A impressão que tenho é que ele não vai me bater, mas ele vai me dizer que fiz algo terrível.

H.: Certo! Está aí. Está realmente aí, mas eu também acho que há agressão, aí embaixo, também. Há a possibilidade. Há a mágoa e uma agressão atrás dela.

R.: Sinto que os ombros estão demasiadamente esmagados no...

H.: Veja, os lábios são finos. O lábio inferior é fino. É bastante fino. Há amargura, aí dentro. Há amargura nos lábios. Estas são algumas das coisas que observo.

S.: Uma confusão.

H.: Todos nós somos uma confusão.

R.: Vamos para o hospital e esqueçamos o livro.

H.: *OK*. Ótimo.

R.: Os ombros vindo sempre mais para cima.

H.: Sobrecarregados. Esquecemos de mencionar o arredondamento dos ombros de Sam. Muito arredondados. Sobrecarregados. Suas costas fariam um belo quadro para demonstrar isto. O arredondamento sobrecarregado. Demasiadamente.

S.: Hora do almoço. Hora do almoço, companheiros.

Temos aqui um quadro bastante claro de Sam, um homem forte e vigoroso. Seus sentimentos estão sendo subjugados. Ele próprio os está subjugando com as estruturas de seu corpo. A pélvis comprimida e as costas sólidas e arredondadas formam um torno em volta dos sentimentos suaves que estão lá na frente do corpo. A mensagem em seu rosto é de desafio, e uma acusação, "Você me magoa". Isto pode ser visto como uma resposta aos sentimentos de derrota e supressão. Hector vê um demônio em Sam e a possibilidade de agressão. Ron não vê isto tão nitidamente.

Foi constatado por Freud, Reich e muitos outros, que o homem comum anda por aí sem muita "percepção" de seu *self* mais profundo. Ele é "inconsciente". Você pode observar isto com nossos autores. Cada um começa com a vivência de si próprio e, embora constate algo em si mesmo, os outros vêem mais e de maneiras diferentes. Isto é o que acontece com a maioria das pessoas.

# 7

# O PERFIL DE SEU PRÓPRIO CORPO

Este capítulo lhe dá oportunidade de examinar seu próprio corpo, de descobrir as atitudes e sentimentos relacionados com os seus aspectos estruturais.* Para realizar isto, ilustramos quatro tipos de corpos.** Estes tipos representam quatro maneiras básicas nas quais o corpo tende a diferir de uma estrutura normal e ideal. Quando sai do normal, o corpo pode ou 1) arriar como se cansado, 2) espremer-se para baixo como se esquivando, 3) enrijecer, ou 4) tornar-se pesado na parte superior ou na parte inferior. Para cada tipo há um conjunto de ilustrações e uma tabela que dá uma descrição estrutural e psicológica.

## COMO USAR AS ILUSTRAÇÕES E AS TABELAS

Olhando-se ao espelho ou tendo um amigo para ajudá-lo, você descobrirá que uma das ilustrações ou a combinação de várias ilustrações fornecem uma aproximação razoável da sua própria estrutura e postura corporal. Embora a maioria das pessoas sejam combinações, os tipos que mostramos são formas puras; assim, você pode ter de olhar figuras diferentes e partes das figuras para obter um quadro preciso de si mesmo. Por exemplo, você pode ter um corpo que parece um tipo pesado da cintura para cima e um tipo rígido da cintura para baixo. Se for assim, suas características psicológicas também serão uma combinação destes dois tipos.

---

\* Para uma descrição mais completa dos tipos de corpo veja *Bioenergética,* de Alexander Lowen, São Paulo, Summus, 1982.
\*\* Ilustrações cedidas por Lynda Braun.

Uma maneira muito útil de entender o significado da estrutura e postura corporal é assumir várias posturas e ver como você se sente em cada uma. Recomendamos que faça isto usando as ilustrações como guia para assumir as posturas. As sensações decorrentes devem lhe dar uma idéia do que as pessoas com estes tipos de corpos experimentam.

As ilustrações contêm seqüências de quatro figuras cada. A primeira figura em cada seqüência é aproximadamente normal do ponto de vista estrutural. À medida que qualquer seqüência avança, as figuras diferem cada vez mais do normal, tornando-se finalmente um exemplo quase puro de um dos tipos.

Depósitos de gordura tendem a mascarar as mudanças estruturais que estamos tentando ilustrar. Assim, se você for pesado, pode ter de imaginar seu próprio perfil com menos peso sobre ele. Há, contudo, um significado para a gordura. Em geral, a gordura pode ser encarada como energia estagnada, não liberada. Da mesma forma, uma deficiência de peso pode ser vista como uma inabilidade para absorver ou reter energia.

À medida que você utilizar as ilustrações e tabelas, as seguintes regras são úteis:

1) Se você tiver um aspecto normal, não temos muito a dizer a seu respeito, exceto talvez que você provavelmente é também psicologicamente normal.

2) Se você estiver a um passo do normal e se parecer bastante com a figura B em qualquer uma das seqüências, então seus desvios do normal são suaves e as interpretações psicológicas aplicar-se-ão somente às tendências ou reações sob tensão, quando cansado ou quando irritado. Os sentimentos e atitudes estarão lá, mas não de uma forma que anule o bom senso, o funcionamento efetivo ou sua capacidade de desfrutar a vida.

3) Se você combinar com a figura C, em uma das seqüências, você terá nítidas tendências de experimentar a si próprio e sua vida das maneiras descritas na tabela. As situações nas quais você se encontrar, as decisões que você tomar e o curso geral de sua vida estarão todos coloridos e formados pelos sentimentos e atitudes esboçadas.

4) Se você assemelhar-se muito à figura D, em qualquer seqüência, seus traços de caráter estão profundamente estabelecidos. As descrições que lhe são dadas devem combinar bastante, embora esperemos que parte delas pareça estranha e mesmo detestável para você. Seria útil ver como alguém que você conheça bem, e confie, sente-se a respeito da descrição. Quando a estrutura é distorcida até este ponto, as defesas são rigidamente mantidas. Você tem uma maneira muito definida e é desta maneira quase todo o tempo. As tendências e

atitudes que, diríamos, estão mascarando sua verdadeira natureza, são as mesmas com que você se define e nas quais pensa como "apenas você". Para você, suas distorções são você mesmo.

Nenhum corpo nas ilustrações é imutável. Não importa qual sua idade ou tipo ou combinação de tipos, muito pode ser feito para libertar-se das tensões e crenças que o prendem a uma estrutura distorcida e a uma existência emocional incompleta e pouco satisfatória. Discutiremos isto, em detalhes, no próximo capítulo.

TABELA 1 — O TIPO CARENTE

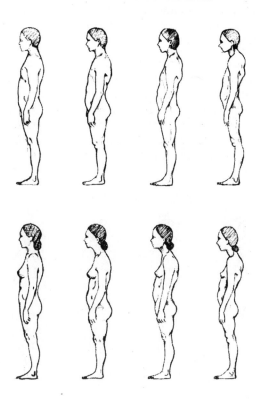

*Principais distorções estruturais*: O corpo despenca para baixo e tende a se tornar magro. A cabeça é lançada para a frente, o peito afundado e os joelhos travados.

*A impressão transmitida*: O corpo parece cansado e fraco, com necessidade de apoio.

*Experiência de uma pessoa com este tipo de corpo*: O tipo carente, com freqüência acha difícil competir e pode facilmente sentir-se desencorajado ou deprimido. Também ansiará por possuir muitos amigos, muita atividade social e muita atenção dos outros.

*Padrões característicos de comportamento*: A maioria dos sentimentos são facilmente expressos com a possível exceção da raiva. Este tipo busca ajuda e apoio por parte dos outros e pode às vezes parecer infantil e impulsivo. Há uma tendência em se colocar em posições dependentes. A voz tem um timbre fraco e tristonho.

*Temores subjacentes e outras emoções*: Esta pessoa tem um profundo temor subjacente de ser abandonada, de ser deixada só e desemparada. Há profundas sensações de vazio e isolamento e um forte ressentimento por não ser defendida e nutrida.

*Aspectos estruturais e as emoções que eles representam*: A cabeça arremessada para a frente mostra uma busca de nutrição. Os ombros arredondados desmentem uma falta de agressão, uma inabilidade para apanhar o que é necessário ou de agredir com os braços. O peito afundado contém profunda tristeza e solidão. A tensão no abdômen bloqueia sentimentos de vazio. Os joelhos travados são usados para menter o corpo em pé, apesar da falta de energia e força.

TABELA 2 — O TIPO PESADO

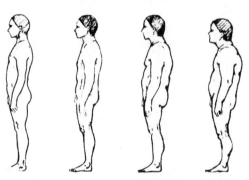

*Principais distorções estruturais*: O corpo se comprime para baixo, encurtando e tornando-se compacto. As tensões principais são nos músculos flexores, curvando o corpo para a frente.

*A impressão transmitida*: O corpo parece como se estivesse sob esforço, como se estivesse carregando um tremendo peso ou preso em uma situação inevitável e desagradável.

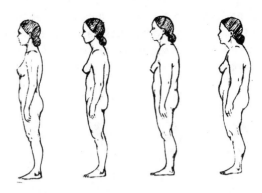

*Experiência de uma pessoa com este tipo de corpo*: O tipo pesado freqüentemente se sente atolado, não chegando a parte alguma, apesar de grande esforço e luta. Sente-se como se estivesse sob pressão tão forte, às vezes, que poderia quase explodir. Possui uma profunda sensação de que está sofrendo um sentimento penetrante de inferioridade e um grande desejo de estar próximo dos outros.

*Padrões carcterísticos de comportamento*: Este tipo tem dificuldade em expressar emoções e em se afirmar. Pode ser muito obstinado e persistir em situações nas quais a maioria dos outros desistiriam. Há uma tendência a se colocar em posições submissas. A voz tem um tom lamuriento.

*Tumores subjacentes e outras emoções*: Este tipo tem um temor subjacente de estar irremediavelmente entalado, preso a uma armadilha ou perdido. Há uma sensação de jamais ser capaz de ser completamente tão vivo e tão "bom" quanto os outros. Há também profundo ressentimento e raiva ao ser reprimido.

*Aspectos estruturais e as emoções que eles representam*: O maxilar pode ser compacto e tenso, mostrando esforço e repressão. O pescoço será curto e grosso, a cabeça parecendo enterrada nos ombros. Isto reflete um medo de arriscar-se, um recuo em face de um golpe esperado. Despeito, ressentimento e desesperança também encontram-se bloqueados no pescoço. Os ombros são girados para a frente e de estrutura pesada, reprimindo a raiva e tirando a força ou a violência do castigo. Há uma sensação de derrota na curvatura para a frente da parte superior do corpo. A frente do corpo é mais curta e tensa, reprimindo sentimentos em geral, mas sobretudo tristeza e desesperança. A pélvis é levantada como um cachorro com o rabo abanando. Esta é uma posição caracteristicamente medrosa, mas onde os quadris e as nádegas são também carnudos, grande raiva também ali é reprimida. Quando as nádegas são achatadas, a capacidade para o prazer físico é diminuído. As coxas são pesadas na frente e estão sustentando o peso do corpo. Os tendões são muito tensos e estão trabalhando com os abdominais para manter a pélvis na posição comprimida.

TABELA 3 — O TIPO RÍGIDO

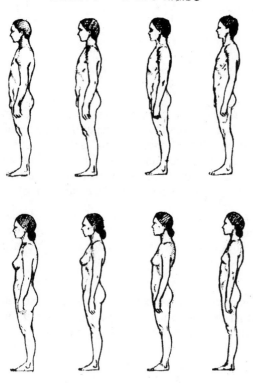

*Principais distorções estruturais*: A tensão geral é total, mais pronunciada nos músculos extensores, curvando o corpo para trás. O pescoço e os ombros são mantidos rigidamente e o peito tende a ficar inflado.

*A impressão transmitida*: O corpo parece rígido, em posição de sentido ou preparação contra uma ameaça de qualquer tipo. Há uma sensação de agressão e prontidão nele.

*Experiência de uma pessoa com este tipo de corpo*: O tipo rígido freqüentemente sentirá uma sensação de frustração, um sentimento de achar-se antagonizado, bloqueado ou desafiado. Há um desejo de vencer, de realizar e de ser admirado pelos seus desempenhos. Este tipo tem dificuldade em relaxar, em tornar-se mais lento e ser receptivo.

*Padrões característicos de comportamento*: Este tipo é geralmente ativo. É também habitualmente produtivo. Tende a ser racional, lógico, sério, propenso a considerar regras, fatos, assuntos técnicos e detalhes. A mulher deste tipo pode ser exatamente o oposto, tendo uma vida mental mais global e romanticamente dirigida. Ambos, o homem e a mulher, podem ficar facilmente encolerizados, agressivos e terão problema em lidar com sentimentos ternos e suaves. A voz tende a ser forte e profunda.

*Temores subjacentes e outras emoções*: Há um medo profundo de ser reprimido ou retido. Um intenso desejo de amor paterno encontra-se lá juntamente com o rancor de não lhe ter sido dado reconhecimento, amor e apoio por seu valor, a menos que realizando sempre as expectativas dos outros.

*Aspectos estruturais e as emoções que eles representam*: A mandíbula forte mostra determinação e agressividade, enquanto reprime medo e impulsos de choro. A rigidez no pescoço e ombros retém raiva e ressentimento e mantém aquela simplicidade de propósito que a realização parece pedir. Os ombros freqüentemente largos, ligeiramente arremessados para trás e para cima, mostram uma presteza para assumir responsabilidades e um desejo de ser aceito como um adulto completo. O peito inflado contém tristeza e desejo, sobretudo de ternura, enquanto dá uma impressão exterior de orgulho, força e independência. A pélvis é mantida na posição engatilhada, como a de um cano de arma puxado para trás e pronto, mas a pessoa é incapaz de render-se, nesta área, ao fluxo livre e movimentos espontâneos. Isto é ligado à tensão na parte inferior das costas que controla a pélvis nesta posição. As nádegas são quase sempre bem arredondadas e bem proporcionadas, demonstrando capacidade para o prazer físico. Esta capacidade, contudo, cria um aumento de tensão que, devido à inabilidade de libertar a pélvis, em muitos casos leva à frustração. A parte posterior das pernas, os tendões, são tensos e funcionam em conjunto com a parte inferior das costas para manter a pélvis na posição recuada.

*1. O tipo pesado em cima (geralmente homem)*

*Principais distorções estruturais*: o corpo se alarga acima da cintura e se afina abaixo desta. Há uma forte tensão na cabeça, pescoço, pélvis e pernas.

## TABELA 4 — TIPOS PESADOS EM CIMA OU EMBAIXO

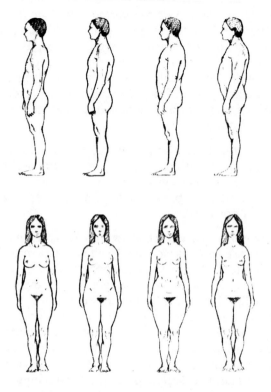

*A impressão transmitida*: O corpo parece inchado com orgulho ou raiva. Pode parecer amedrontador e até mesmo monstruoso.

*Experiência de uma pessoa com este tipo de corpo*: O tipo auto-importante sente-se alienado dos outros e de alguma forma fora do fluxo "normal" de vida. Pode haver um intenso desejo de exercer poder sobre os outros ou de ganhar o respeito destes. Uma negligência nascida do desespero e um descaso por realidades dolorosas freqüentemente permearão o estilo de vida deste tipo.

*Padrões característicos de comportamento*: Este tipo de pessoa tem a tendência a ignorar as necessidades e sentimentos dos outros e de si própria. É orientada para manipular os outros quer à força, através do medo, ou por manobras sedutoras. Pode possuir uma exagerada consideração por si mesmo ou por suas realizações. Muitas pessoas classificadas pela sociedade como "diferentes" são deste tipo. Tendem a ser oportunistas e impulsivas.

*Temores subjacentes e outras emoções*: Há um medo profundo de ser dominado por outros, ou ser usado. Em um nível mais profundo, há uma luta para sobreviver como um ser independente. Encontramos aí também a raiva ao ser usado e um desejo de intimidade.

*Aspectos estruturais e as emoções que eles representam*: A cabeça é tensa, em parte porque o pensamento, a fantasia e o planejamento são superenfatizados, em parte porque muitas situações são sentidas como lutas da vontade, e este esforço é contido nos músculos da cabeça, e em parte porque o rancor e o medo estão bloqueados aí e no pescoço. O orgulho é manifestado no pescoço e no tórax desenvolvido. Os braços e ombros podem ser grandes, demonstrando poder e agressividade. A magreza e estreiteza na pélvis, quadris e pernas mostram uma capacidade reduzida para o prazer físico e pensamento realista, assim como rancor bloqueado ao ser usado e medo de ser dominado.

*2. O tipo pesado embaixo (mulher, mostrada de frente para mais fácil identificação)*

*Principais distorções estruturais*: A metade de baixo do corpo é volumosa e desproporcional à parte de cima. Os quadris, pernas e pélvis são grandes e o tórax e ombros são pequenos, mesmo para uma pessoa normal.

*A impressão transmitida*: O corpo é semelhante ao de uma boneca ou uma garotinha, da cintura para cima, e abaixo desta, é cheio, sensual e feminino.

Estas mulheres são freqüentemente muito atraentes para os homens e muitos artistas — Ticiano e Renoir, por exemplo — as preferiam como modelos.

*Experiência de uma pessoa com este tipo de corpo*: A experiência deste tipo de pessoa freqüentemente se centraliza nas relações de amor, lar, filhos, e às vezes *status*. Lutando por aceitação, a frustração e os sentimentos de mágoa são misturados com uma vida rica, afetiva, emocional e sexual.

*Padrões característicos de comportamento*: Em contraste com o homem deste tipo, a mulher é muito ligada a sentimentos, sendo os seus facilmente magoados. Mas, como o homem, ela também pode ser manipuladora, usando, por vezes, sua puerilidade e, por outras, sua sensualidade. Também pode ser muito afetuosa, receptiva e generosa. Ela persegue situações que afirmem seu valor e feminilidade e se transtorna facilmente, sobretudo quando se sente rejeitada. Há sempre um tom sensual em sua voz e seus movimentos são significativos.

*Temores subjacentes e outras emoções*: Esta pessoa tem um medo profundo de ser magoada emocionalmente, principalmente de ser rejeitada pelo homem que a interessa. Há rancor ao ser rejeitada e um desejo e luta por aceitação, correspondentes.

*Aspectos estruturais e as emoções que eles representam*: Os ombros podem ser tensos em um esforço para bloquear a busca do amor e a aceitação que é associada com medo de rejeição. Este mesmo temor resulta em uma tensão do tórax, protegendo, mas, ao mesmo tempo, sufocando o coração e estreitando o tórax. A pélvis larga e ampla é uma tentativa para compensar os sentimentos bloqueados e para alcançar afeição verdadeira e feminilidade.

# 8

# ÚLTIMAS CONSIDERAÇÕES

Há algumas coisas mais que gostaríamos de apenas mencionar: outras maneiras de examinar o corpo; tipos de caráter e abordagens corporais quanto ao crescimento e mudança.

Muitas tentativas têm sido feitas para sistematizar as ligações entre as características físicas e a personalidade. Os formatos da cabeça e do rosto foram usados como exemplo. Um sistema que se focaliza na distribuição de tipos de tecidos é o de W. H. Sheldon. Os tipos puros são *endomorfos, mesomorfos* e *ectomorfos*, correspondentes às vísceras, músculos e aos tecidos do sistema nervoso. De acordo com Sheldon, o caráter de uma pessoa depende das proporções de cada tipo de tecido que possuem. Um endomorfo, por exemplo, tem uma alta proporção de tecido visceral, e o seu caráter correspondentemente se centraliza em torno do alimento e do conforto.

Dentro da tradição psicanalítica a que Freud deu origem, *oral, anal, masoquista* e *histérico* estão entre os tipos básicos de caráter. Wilhelm Reich e Alexander Lowen escreveram muitas coisas relacionando estes tipos a aspectos dinâmicos e estruturais do corpo. Como no sistema de Sheldon, as pessoas são mais ou menos combinações de tipos; embora uma tendência freqüentemente venha sempre a predominar. Com treinamento e prática, um terapeuta encontrará, nestes sistemas tipificadores, instrumentos úteis.

A terapia trabalha para opor-se aos mecanismos que estabilizam o sofrimento e retardam o desenvolvimento. Aqueles hábitos de movimento, postura, e o controle de sentimento e expressão que levaram à mudança estrutural no corpo (mantendo bloqueios, compensações, e assim por diante) são, para nós, os mais importantes mecanismos.

As terapias corporais trabalham, de uma maneira ou outra, diretamente com estes mecanismos.

Na osteopatia e quiroprática, a manipulação direta do corpo é o principal instrumento. Em cada uma destas, os hábitos emocionalmente estabelecidos que conduzem a um problema físico são amplamente ignorados. Mas há abordagens que usam o corpo de maneira significativa para aliviar o sofrimento envolvido, no que geralmente é encarado como sendo problemas puramente psicológicos.

Algumas terapias, como a terapia Gestalt e o psicodrama, focalizam a realidade das revelações do corpo, sem muita intervenção física direta.

De todas as abordagens corporais desenvolvidas no Ocidente, seis se destacam como sistemas completos, com clínicos altamente treinados, uma literatura própria e um potencial para forte influência no futuro. O primeiro destes é a integração estrutural (*rolfing*), desenvolvida por Ida Rolf. É puramente centrado no corpo. Os dois seguintes, terapia reichiana e bioenergética, são fundados na teoria psicanalítica e foram inicialmente desenvolvidos por Wilhelm Reich, Alexander Lowen e seus muitos colaboradores. São sistemas tão intimamente ligados que podemos considerá-los como um único sistema. O *patterning*, o quarto, surgiu da mesma perspectiva teórica que o *rolfing* e foi, na realidade, desenvolvido por Judith Aston em colaboração com a Dra. Rolf. Utiliza os conceitos de Rolf com relação a linha, simetria e gravidade. Os sistemas cinco e seis são aqueles originados por F. Matthias Alexander e Moshe Feldenkrais.

No trabalho reichiano e bioenergético, o terapeuta, além dos tradicionais esforços analíticos, realiza muito trabalho com o corpo. Ele coloca o paciente em posturas de esforço para promover o fluxo de energia, respiração mais profunda e movimento espontâneo. Usa seus dedos e punhos para abrir áreas bloqueadas, aplicando pressão, apalpando ou massageando certas áreas. Freqüentemente encorajará o cliente a aprofundar a expressão de seus sentimentos, esmurrando, chutando, chorando ou gritando até que eles ocorram de uma forma natural e espontânea. Espera-se que, através desse processo, profundas mudanças de caráter possam ser efetuadas, que uma compreensão e trabalho, através de sentimentos negativos, possam ser facilitados, que as tensões que segmentam o corpo do paciente possam ser liberadas, e uma nova integração realizada.

Os rolfistas, na maior parte, abstêm-se de qualquer intervenção psicoterápica. O *rolfing* é realizado no corpo. Pelo menos esta é a teoria. Uma vez que muitos sentimentos e recordações são liberados durante o *rolfing*, e uma vez que muitos rolfistas são psiquiatras e psicólogos clínicos, alguma troca ocorre com freqüência. De um modo geral, o *rolfing* é totalmente orientado para o corpo, uma tentativa sistemática de realinhar a estrutura do corpo e integrar o sistema miofascial. O clínico de *rolfing* usa os dedos, os nós dos dedos e cotovelos para alongar músculos que necessitam alongamento, para separar feixes de músculos que ficaram com pouca mobilidade devido ao uso inadequado, e para alongar e movimentar o tecido da fáscia que circunda todo músculo. É a fáscia que realmente mantém o corpo em sua forma específica. Onde o músculo não é usado apropriadamente, devido a trauma e hábito, a fáscia torna-se mais curta e mais espessa e adere à fáscia vizinha. É este processo que torna tão difícil mudar os hábitos da postura. Desta forma, o rolfista trabalha os tecidos da fáscia, a fim de restaurar o equilíbrio apropriado, coordenação e liberdade de movimento.

Um mínimo de dez sessões de uma hora de *rolfing* são ministradas, ou mais, se necessárias. Estas primeiras dez horas seguem uma rotina estabelecida durante as quais, camada após camada, de fáscia e músculo, são alongados e realinhados até que o corpo todo tenha sido abrangido. Com alguma derivação para diferenças individuais, o intrincado processo de reestruturação do corpo prossegue passo a passo, a fim de tentar impedir a regressão aos velhos padrões. No processo, a respiração e o nível de energia melhoram significativamente. Os efeitos emocionais são freqüentemente tão dramáticos quanto as mudanças na estrutura do corpo.

Em nossa experiência, o *rolfing* produz mudanças em menos tempo do que qualquer outro sistema de que tenhamos conhecimento.

Em termos de interação professor-aluno, o *patterning* é mais intimamente relacionado com os métodos de Alexander e Feldenkrais. Em todos os três sistemas, o clínico oferece orientação e posicionamento do corpo, enquanto o aluno aprende maneiras novas de mover-se, respirar, relaxar, usar, perceber e sentir seu corpo. A finalidade é quebrar velhos hábitos, aumentar a percepção do corpo e sentimento, e criar novos padrões de movimento e repouso livres de tensão ou esforço desnecessário. Os exercícios empregados envolvem somente movimentos suaves, e a ênfase é na consciência e não na expressão emocional.

O material seguinte aqui reproduzido, graças à cortesia do "Guild for Structural Patterning", foi contribuição de Richard Wheeler, um avançado praticante do *structural patterning*, no norte de Hollywood.

O *structural patterning*, desenvolvido por Judith Aston, evoluiu através da observação de que indivíduos, quer tivessem ou não se submetido ao processo *rolfing*, possuíam mais extensão em seu corpo do que sabiam utilizar. Compartilhando das premissas da integração estrutural da Dra. Ida Rolf, o *structural patterning* é um sistema para educar o indivíduo para o uso mais eficiente de seu corpo.

A experiência do *structural patterning* inicia-se com uma análise dos padrões familiares de movimento (e portanto preferidos). Andar, sentar e ficar em pé são debatidos e reunidos, em um quadro integrado, formando uma linha-base contra a qual o cliente pode observar seu progresso e relatar sua compreensão do trabalho de padronização. Em seguida, ensina-se ao cliente uma série de movimentos que são planejados para que sua estrutura possa aumentar sua consciência de como mover cada junta mais adequadamente, de maneira a ligar-se a um padrão de movimento mais equilibrado. Ele leva esta seqüência de movimento para casa, para trabalhar com ela. Em sessões posteriores a seqüência é ampliada e sofisticada, à medida que sua compreensão e consciência progridem. Geralmente, durante a quinta ou sexta sessão (normalmente há entre seis e oito sessões) o trabalho é relacionado com as atividades diárias. Esta seqüência pode variar muito, dependendo da necessidade e habilidade do cliente e, mais tarde, se desejado, o padronizador pode trabalhar com as atividades recreativas ou de trabalho.

Judith Aston passou o último ano trabalhando para tornar a padronização estrutural disponível a todas as pessoas envolvidas em todas disciplinas. Isto envolveu a criação de classes adiantadas de treinamento nas quais se ensina clínicos treinados a trabalhar com indivíduos ou grupos envolvidos com disciplinas, tais como dança, massagem, artes marciais, esportes e ioga. A meta é promover um uso mais individual e eficiente da estrutura da pessoa dentro da disciplina escolhida. Ela descobriu que evocar um uso mais eficiente do corpo é de relevância vital para indivíduos que estão envolvidos com suas estruturas, em todos os níveis. As crianças estabelecem preferências de movimento muito cedo na vida e lhes são mostradas alternativas, padrões mais eficientes de movimento através de brincadeiras, jogos criados para suas estruturas ou por orientação física suave. As mulheres grávidas encontram grande alívio ao aprender a carregar o bebê mais próximo da linha vertical, de gravidade, deixando a pélvis fornecer apoio em lugar dos músculos do estômago ou a parte inferior das costas. Os músicos acham que têm mais energia disponível para o ensaio ou desempenho quando lhes são mostrados modos mais fáceis de segurar ou tocar seus instrumentos. As secretárias acham sua profissão menos fatigante quando aprendem maneiras mais fáceis de se sentar e bater a máquina. Os atores são capazes de ampliar seus repertórios quando se tornam conscientes do padrão básico subjacente ao seu trabalho de movimento. Psicoterapeutas de diversas convicções acham de grande interesse associar a estrutura corporal, preferência de movimento e postura a emoções ou situações sociais. Uma outra fase do treinamento adiantado em padronização envolve o trabalho com indivíduos com sérias dificuldades físicas.

A meta geral da padronização estrutural de Rolf-Aston é propiciar ao indivíduo compreensão e responsabilidade por sua estrutura singular e preferência de movimentos. Ela lhe possibilita a habilidade de equilibrar seu próprio corpo de modo a diminuir o estresse gravitacional e aumentar a extensão total e facilidade de movimento.

O método Feldenkrais é descrito abaixo por W. S. Dub Leigh e Betty Fuller, professores de Feldenkrais em San Francisco.

O trabalho no corpo, criado e desenvolvido pelo Dr. Moshe Feldenkrais, consiste na manipulação um-a-um, e em um método de exercício. É fundamentado no movimento como o meio principal para os indivíduos educarem a si próprios, melhorarem suas funções como seres humanos inteiros, realçarem e expandirem sua auto-imagem e realizarem seu potencial mais completamente. Os exercícios de Feldenkrais consistem de seqüências de movimentos a serem executados muito lenta, suave e agradavelmente, com percepção aguçadamente aumentada do processo de desenvolvimento do Aqui/Agora. O indivíduo aprende a corrigir o movimento ineficiente ou defeituoso, recorrendo ao seu próprio *feedback* físico e mental. Por este meio, experimenta-se a unidade essencial das funções corpo/mente do sistema nervoso central.

Freqüentemente, um exercício é experimentado em um lado do corpo, por meio de movimento físico, e, no outro lado, apenas na mente — o estudante criando a seqüência do movimento mentalmente, como se estivesse acontecendo. Quase sem exceção, quando o estudante realmente se move, o lado exercitado apenas na mente supera o outro em realização.

Os exercícios de Feldenkrais gradualmente eliminam de nosso método de ação todos os movimentos parasíticos, ou supérfluos e tudo que bloqueia ou interfere com o movimento. Nossos alunos experimentam seus corpos como máquinas eficientes, operando com fricção muito reduzida, tônus aumentado, e a melhor função de um organismo corretamente alinhado no campo de gravidade. Além disto, o método Feldenkrais resulta em sensibilidade aumentada, consciência intensificada, e amplia a percepção verdadeira do *self*. Diferente de muitos métodos de exercício, que estimulam inconsciência pelo esforço repetido, rápido e fatigante, os exercícios de Feldenkrais exigem consciência plena a cada momento, resultando em indivíduos que são plenamente capazes de vivenciar suas experiências.

A *Alexander Tecnique* foi elaborada por Ilana Rubenfeld, uma gestalt-terapeuta, professora habilitada e membro do Conselho do Centro Americano para a Técnica Alexander.

As raízes da Técnica de Alexander originaram-se diretamente do próprio processo de F. M. Alexander, que literalmente materializou-se diante de seus olhos quando ele se observava em um espelho de cinco faces do final do século 19. Alexander era um ator shakespeariano vítima de uma perda de voz crônica. A incapacidade das médias de conseguirem para ele uma cura permanente além de dizerem "pare de falar", fizeram com que Alexander concentrasse sua consciência ao observar-se falando: ele notou que cada vez que tentava falar, ou mesmo pensar uma palavra, arremessava sua cabeça para trás, seu pescoço vinha para a frente acompanhado de uma respiração superficial, resultando em uma constante tensão em torno de suas cordas vocais. Esta descoberta de uma relação entre sua cabeça, pescoço e torso, que ele denominava "controle primário", tornou-se a chave para seu trabalho com voz e todo o trabalho subseqüente que realizou em si mesmo. Isto abriu a porta para um processo que se tornou o ponto vital de sua técnica, no centro da qual estão os seguintes procedimentos:

1. Liberte o pescoço (isto é, veja se você não aumenta a tensão do músculo, em qualquer ação);

2. Deixe a cabeça ir para a frente e para cima... para a frente, com o pescoço, isto é, não para a frente no espaço (isto é, observe se não enrijece os músculos do pescoço ao colocar a cabeça para trás ou para baixo em qualquer ação);

3. Deixe o torso alongar-se e alargar-se (isto é, cuide de não encurtar nem estreitar as costas arqueando a espinha). F. M. Alexander, *Use of the Self*, Integral Press, 1955.

Alexander concluiu que nada que venhamos a fazer é de origem local, mas sim interligado ao modo como utilizamos o resto de nosso corpo.

Nós aprendemos a ficar de pé, sentar, escrever e andar de um modo que a maioria faz repetida e automaticamente, sem consciência de "como" o estamos fazendo. A primeira parte do trabalho alexanderiano é tomarmos consciência dos nossos "como". A consciência de "como" exige tempo, auto-observação e orientação. Isto inclui observação do que estamos fazendo e como o estamos fazendo — quais músculos fazem o que, onde estamos retendo. O que aprendemos a fazer, podemos desaprender.

A parte seguinte da experiência de Alexander é pedir ao estudante para não fazer "nada" (ou o que denominamos "encontrar seu próprio tao"). Isto nos permite espaço onde podemos experimentar nosso corpo de formas diferentes. Somente depois que nos permitimos fazer isto repetidamente, a partir de um espaço neutro, podemos eliminar padrões de hábitos e substituí-los livremente com escolhas alternadas de movimento e comportamento.

O conceito do corpo como um todo orgânico é crucial para a Técnica de Alexander. Podemos continuar corrigindo partes isoladas de nós mesmos, mas a tensão global continuará a reconstruir-se através do uso repetido e incorreto de nosso corpo.

A descoberta de Alexander, do "controle primário", levou-o a importantes *insights* da relação de nosso corpo com a gravidade.

Nós nunca estamos imóveis, mesmo quando parados, pois nosso centro de gravidade muda constantemente. Certa vez, em Maine, quando eu estava em um barco a caminho de uma ilha, vi dois pássaros a distância, parados. Quando me aproximei, pareciam parados, imóveis, mas ao chegar mais perto eu os vi moverem-se de um pé para o outro, numa contínua alternância. Foi bonito de ver porque eles estavam em um estado de movimento constante que era tão diminuto a ponto de ser quase invisível.

Desde que estejamos nos movendo de um âmago central, podemos tomar qualquer posição e fazer qualquer movimento livremente, sem sermos compelidos por velhos padrões de hábito. O resultado é sentir-se mais leve, equilibrado e mais alerta.

Parte do processo de Alexander de quebrar os padrões de hábito enfatiza a relação entre o pensar e o mover-se. Antes mesmo que comecemos a fazer um gesto, nossa decisão de agir já colocou os músculos em movimento. É nesse exato momento — entre a hora em que pensamos e a hora em que nos movemos — que podemos parar para estabelecer um "controle consciente" ao dizer: "Não, eu não farei isto desta forma!". Isto exige a vontade de nossa parte de diminuir a velocidade deste processo de movimento, a fim de focalizar nossa consciência, conseqüentemente cessando — "quebrando a corrente" (Alexander denominava isto de "inibição") — e permitindo diferentes maneiras de mover-se, isto é, comunicar-se. Alexander utilizava o entrar e sair da corrente como um fenômeno comum e automático — para demonstrar inibição e controle consciente.

A Técnica de Alexander é uma reeducação essencialmente ensinada individualmente, por professores treinados. Contudo, nos últimos anos, inspirados por Moshe Feldenkrais, nós fizemos experiências muito bem-sucedidas estendendo os princípios de Alexander a grupos. No nosso trabalho individual, o estudante desenvolve uma percepção cinestésica, através de experiências sensoriais orientadas e atenção a processos de momento-a-momento, não a metas finais. De uma forma ideal, as experiências cinestésicas são tanto interiores quanto exteriores. O estudante trabalha a partir do seu interior, mental e fisicamente, enquanto as mãos que orientam e as instruções sistemáticas do professor dirigem a percepção.

Não há muito tempo eu estava trabalhando nos ombros de uma cliente, para alargar seu tórax e libertar sua respiração. À medida que eu lhe guiava os ombros, seus braços se alongavam. Ela ficou amedrontada e começou a chorar. Quando lhe pedi para fantasiar sobre o que aconteceria se seus braços fossem mais longos, ela me respondeu que então poderia tocar seus genitais. Sua voz e sua aparência tornaram-se muito mais jovens. Quando lhe perguntei que idade sentia ter naquele momento, ela disse: "Dois ou três... em um berço". Mais tarde, ela liberou o medo numa torrente de gritos e lágrimas. Disse-me que esta foi a primeira vez, desde que se tornara adulta, que se lembrara de sua mãe amarrando suas mãos ao berço com fitas coloridas para impedi-la de se masturbar.

Embora a Técnica de Alexander tenha valor terapêutico, não é terapia. Ao longo de seu treinamento, os professores de Alexander aprendem a "permanecer" com pessoas que liberaram material traumático. Contudo, a psicoterapia é freqüentemente necessária para possibilitar trabalhar e reintegrar os elementos que fundamentam a angústia.

No nível mais profundo, a mudança "sempre" envolve o corpo. Uma nova atitude significa novas percepções, novos sentimentos e novos padrões musculares. A mudança psicológica e fisiológica andam lado a lado. Uma vez que nossos traumas mais profundos estão enterrados em nossas entranhas e músculos, para nos libertar devemos libertar nosso corpo. Contudo, nós somos mais que apenas corpo. Somos mente e espírito, sentimentos e fantasias. E embora o corpo fale, devemos sempre ouvir a pessoa como um todo.

# ALGUNS LIVROS E AUTORES

Para propiciar ao leitor interessado uma oportunidade de se aprofundar no assunto, mencionamos alguns livros.

*Temperamento, Caráter, Emoções e o Corpo*. Os livros a seguir concentram-se nos complementos psicológicos de aspectos do corpo tais como: formato, tamanho, postura, movimento, tensão muscular e fluxo de energia. Todos incluem discussões teóricas detalhadas.

Baker, E., *Man in the Trap*. Nova York: The Macmillan Company, 1967. (Edição brasileira: *O Labirinto Humano*, Summus Editorial, São Paulo, 1980.)

Lowen, A., *The Language of the Body*. Nova York: Collier Books (The Macmillan Company), 1971.

*The Betrayal of the Body*. Nova York: The Macmillan Company, 1967; Collier Books (Macmillan Company), 1969. (Edição brasileira: *O Corpo Traído*. Summus Editorial, São Paulo, 1979.)

*Depression and the Body*. Nova York: Coward, McCann & Geoghegan, 1972. (Edição brasileira: *O Corpo em Depressão*, Summus Editorial, São Paulo, 1983.)

*Love and Orgasm*. Nova York: The Macmillan Company, 1965; (New American Library) Signet Books, 1967. (Edição brasileira: *Amor e Orgasmo*, Summus Editorial, São Paulo, 1988.)

*Bioenergetics*. Nova York: Penguin Books, 1976. (Edição brasileira: *Bioenergética*, Summus Editorial, São Paulo, 1982.)

Reich, W., *Character Analysis*. Nova York: Orgone Institute Press, 1949; Noonday Press (Farrar, Straus & Giroux), 1972.

*Function of the Orgasm*. Nova York, Noonday Press (Farrar, Straus & Giroux), 1972.

Sheldon, W., *Varieties of Temperament.* Nova York: Hafner, 1970. *Atlas of Men.* Darien, Ct.: Hafner, 1970.

A revista *Energy and Character,* publicada na Inglaterra por David Boadella.

Terapia Orientada para o Corpo. Os livros que tratam de psicologia, movimento, imagem corporal e tensão muscular, e que propiciam sistemas para mudar isto, incluem:

Alexander, F. M., *The Ressurrection of the Body.* Nova York: Delta (Dell Publishing Company), 1974.

Dychtwald, K., *Bodymind.* Nova York: Jove, 1978. (Edição brasileira: *Corpomente,* Summus Editorial, São Paulo, 1984.)

Feitis, R., *Ida Rolf Talks About Rolfing and Physical Reality.* Nova York: Harper & Row, 1979. (Edição brasileira: *Ida Rolf Fala Sobre Rolfing e Realidade Física,* Summus Editorial, São Paulo, 1986.)

Feldenkrais, M., *Awareness Through Movement.* Nova York: Harper & Row, 1972. (Edição brasileira: *Consciência pelo Movimento,* Summus Editorial, São Paulo, 1977.)

*Body and Mature Behavior.* Nova York: International Universities Press, 1970.

*The Elusive Obvious.* Cupertino, Ca.: META Publications, 1981.

Hanna, T., *The Body of Life.* Nova York: Alfred A. Knopf, 1980.

Pesso, A., *Experience in Action: a Psychomotor Psychology.* Nova York — New York University Press, 1973.

Rolf, I., *Structural Integration.* Nova York: Viking/Esalen, 1975. Rolfing: *The Integration of Human Structures.* Nova York: Barnes and Noble Books, 1978.

Schutz, W., *Here Comes Everybody.* Nova York: Harrow (Harper & Row), 1972.

*Medicina chinesa.* Durante milhares de anos, os chineses têm estado a usar uma teoria do fluxo vital para o tratamento e o diagnóstico. Para discussões detalhadas, recomendamos:

*The Yellow Emperor's Classic of Internal Medicine.* Berkeley: University of California Press, 1972.

Austin, M., *Acupunture Therapy.* ASI Publishers, Inc., 1972.

Muramoto, M., *Healing Ourselves.* Nova York: Avon Books, 1973.

*Física, Medicina e Energia.* Eis aqui seis autores que muito fizeram quanto a pensarem e a experimentarem, nesta área:

Bateson, G., *Mind and Nature.* Nova York: Bantam Books (New Age Series), 1979.

Capra, F., *The Turning Point.* Nova York: Simon & Schuster, 1982.

Flanagan, G. P., *Pyramid Power.* California, Pyramid Publisher, 1974.

Holbrook, B., *The Stone Monkey.* Nova York: William Morrow & Co., 1981.

Krippner S., Rubin D. (orgs.), *The Kirlian Aura.* Nova York: Anchor (Doubleday) 1973.

Puharich, A., *Beyond Thepathy.* Nova York: Anchor (Doubleday), 1973

# SOBRE OS AUTORES

RON KURTZ conquistou seu diploma em redação criativa e física, em Bowling Green, Ohio, após o que escreveu e ensinou nas áreas de eletrônica e computação. Realizou seu trabalho de graduação em psicologia na Universidade de Indiana, onde era instrutor. Mais tarde lecionou na San Francisco State University (Universidade Estadual de San Francisco). Enquanto mantinha uma clínica particular em Albany, Nova York, ele deu *workshops* em Gestalt-terapia, consciência do corpo e encontros. Atualmente dirige *workshops* em Psicoterapia Corporal, no Instituto Hakomi, que ele fundou em Boulder, Colorado.

HECTOR PRESTERA, M.D., clínico e cardiologista, é também um acupunturista habilitado e rolfista. Como membro do corpo docente no Esalen Institute, Big Sur, ele dirigiu *workshops* utilizando Gestalt, energética-do-corpo (terapia baseada em Reich), encontro e integração estrutural (*rolfing*). Entre seus professores estão Ida Rolf, Jack Worsley, John Heider, John Lilly, Dick Price, Oscar Ichazo, Will Schutz, J. Moreno, Robert Monroe e George Simon. Atualmente está desenvolvendo um sistema de autoprogramação que apresentou em diversos seminários sob o título de "Reprinting". Possui uma clínica particular em Monterey, Califórnia, onde continua a integrar os métodos de acupuntura tradicional chinesa com a medicina ocidental.

## leia também

### ATRAVESSANDO
**Passagens em psicoterapia**
*Richard Bandler e John Grinder*

Este livro estabelece a correlação entre a programação neurolingüística e a estrutura da hipnose, transformando a "magia" dos estados alterados num grande número de princípios e técnicas específicas visando modificação de comportamento. Os autores mostram assim como utilizar tais estados na busca de uma mudança pessoal, profunda, produtiva e evolucionária.
REF. 10179                                    ISBN 85-323-0179-7

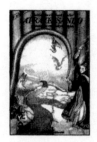

### BIOENERGÉTICA
*Alexander Lowen*

A Bioenergética é uma técnica terapêutica que ajuda o indivíduo a reencontrar-se com o seu corpo e a tirar o mais alto grau de proveito possível da vida que há nele. Inclui as mais elementares funções básicas como a respiração, o movimento, o sentimento e a auto-expressão, até chegar à sexualidade.
REF. 10141                                    ISBN 85-323-0141-X

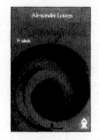

### O CORPO EM TERAPIA
**A abordagem bioenergética**
*Alexander Lowen*

Neste livro, Lowen expõe os fundamentos da Bioenergética. Discípulo de Reich, retoma e expande as formas pelas quais o desenvolvimento do homem é tolhido pela estruturação errônea de hábitos mentais e motores. Pontilhado de exemplos clínicos, esclarece e torna concreta a teoria bioenergética.
REF. 10100                                    ISBN 85-323-0100-2

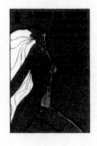

### UMA VIDA PARA O CORPO
**Autobiografia de Alexander Lowen**
*Alexander Lowen*

Neste livro, o pai da bioenergética faz um relato emocionante da própria vida e mostra como essa forma de psicoterapia – que integra magistralmente mente e corpo – ajuda-nos a resolver problemas emocionais e atingir o máximo potencial para construir relacionamentos saudáveis. A obra é um presente para os admiradores de Lowen e uma introdução deliciosa para os que não o conhecem.
REF. 10699                                    ISBN 978-85-323-0699-9

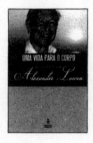

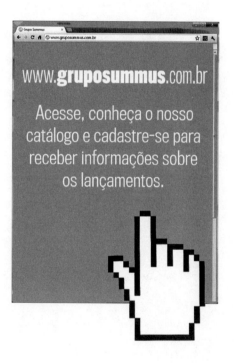

www.gruposummus.com.br

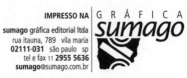

**IMPRESSO NA**
**sumago** gráfica editorial ltda
rua itauna, 789  vila maria
**02111-031**  são paulo  sp
tel e fax 11 **2955 5636**
**sumago**@sumago.com.br